CLINIQUE MÉDICALE

DE

L'HOPITAL DE LA PITIÉ

(Service de la Faculté de Médecine)

ET DE

L'HOSPICE DE LA SALPÉTRIÈRE,

EN **1832**.

PAR P. A. PIORRY,

Docteur en Médecine, Agrégé à la Faculté de Médecine, Professeur de Médecine-Clinique, Médecin de l'hospice de la Salpétrière, Membre de l'Académie royale de Médecine, de la Société de Médecine, de la Société Médicale de Tours, de l'Académie royale de Médecine de Madrid, etc.

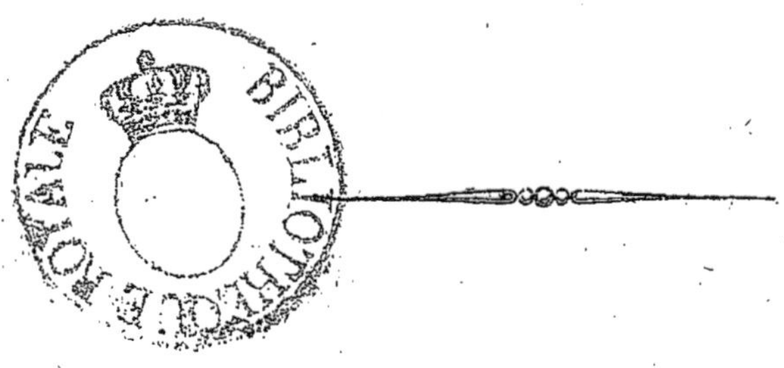

PARIS.

J.-B. BAILLIÈRE, LIBRAIRE,

rue de l'École-de-Médecine, n° 13 *bis*.

LONDRES, MÊME MAISON, 219, RÉGENT-STREET.

1833.

IMPRIMERIE DE BÉTHUNE,
RUE PALATINE, N° 5.

AVANT-PROPOS.

La confiance que la Faculté a bien voulu me témoigner, en me chargeant du service de la Clinique interne de la Pitié pendant plusieurs mois, m'a fait considérer comme un devoir de lui rendre compte des faits qui se sont présentés à mon observation : c'est ce devoir dont j'ai l'intention de m'acquitter en publiant ce travail.

Cherchant à profiter des travaux de mes maîtres, et des progrès de la science, appliquant au diagnostic et au traitement des maladies, l'anatomie, la physiologie, l'empyrisme et le raisonnement ; ne dédaignant pas les applications physiques et chimiques qui pouvaient s'offrir, sans pour cela oublier l'influence puissante de la vie ; j'ai fait tous mes efforts pour me débarrasser d'opinions préconçues et de toute idée formée *à priori*.

Rendre un éclatant hommage aux progrès que MM. Pinel, Broussais, Laennec, Cruveilhier, Andral, Magendie, Serres, Chomel, Bouillaud, Lallemand, etc., ont fait faire à la science, sans cependant négliger les immenses travaux de leurs devanciers ; examiner les faits avec indépendance ; attacher au diagnostic une extrême importance parce que lui seul peut guider dans le traitement, but final de toutes les connaissances du médecin ; étudier les causes organiques des maladies, donner le moins possible au hasard ; procéder en thérapeutique avec une extrême prudence; agir, lorsque la vie des malades était compromise, avec le plus de vigueur possible et cependant encore avec circonspection ; compter beaucoup sur les ressources de l'hygiène ; se défier des médicamens dangereux ; préférer être timide dans leur emploi qu'audacieux dans leur administration : tel a été comme médecin le but que je me suis proposé.

Chercher dans l'enseignement à être utile aux élèves et à les instruire ; leur faire sentir qu'il ne s'agit pas dans leurs études, de se préparer à des examens ou à des concours ; mais d'apprendre à soigner les hommes; stimuler leur zèle ; leur faire voir que l'étude a ses douceurs, le travail sa récompense, et la science un haut intérêt ; que celle-ci doit être cultivée avec un amour d'artiste, et avec une probité d'honnête homme ; s'attacher à être clair, précis, méthodique et sévère, plutôt que brillant, ou hypothétique ; se mettre autant que possible à la hauteur de la science ; faire sentir que l'art d'observer est le plus difficile et le plus important de tous, tel a été comme professeur, le but constant de mes efforts.

Certes, la tache était difficile, et j'ai été bien loin de la remplir comme je la comprenais. Le souvenir des leçons de mes anciens maîtres Leroux, Laennec, Fouquier, Broussais, Alibert, Récannier, Boyer, Dupuytren, Richerand, Roux, Orfila, était présent à mon esprit et soutenait mon courage, mais je ne sentais que trop combien j'étais loin de posséder ces qualités du médecin et du professeur que j'avais vu réunir chez d'autres à un si haut dégré.

Les travaux qui constituent cet ouvrage n'ont pu être présentés, à cause de publications partielles qui en ont été faites dans un ordre bien déterminé ; mais ainsi que cela a lieu pour des leçons de médecine clinique, qui ne peuvent guère être dans leur ensemble astreintes à un classement systématique, il a fallu présenter ces travaux dans l'ordre successif où les faits qui les constituent se sont offerts.

Une première partie de ce travail, sous le nom de *Compte-Rendu*, contient l'exposé succinct des observations, appartenant au service de la Faculté, à la Pitié. Quelques faits recueillis à la Salpétrière y ont été réunis. Les autres fragmens de cet ouvrage ont rapport à des monographies sur les cas les plus importans qui se sont présentés. Dans l'état actuel de la science, des mémoires spéciaux paraissent être les travaux les plus utiles, et c'est seulement lorsqu'on en aura publié un grand nombre et sur des sujets variés, qu'on évitera, d'une part, un esprit d'exclusion dangereux, et que de l'autre, on pourra s'élever à des connaissances générales en médecine.

Puissent, MM. les professeurs de la Faculté qui ont bien voulu m'honorer de leur suffrage pour remplir l'intérim d'une chaire si importante, penser que j'ai, au moins, en partie, répondu à leur honorable confiance, et puissent, les élèves, avoir tiré de mes leçons, ou puiser dans ce travail, quelques connaissances qui soient utiles à l'humanité et à eux-mêmes.

COMPTE RENDU

DE LA

CLINIQUE DE LA FACULTÉ

A LA PITIÉ

EN 1852.

COMPTE RENDU

DE LA

CLINIQUE DE LA FACULTÉ

A LA PITIÉ EN 1832.

———

Le service de la clinique interne à la Pitié se compose de deux salles de femmes et de deux salles d'hommes, en tout, quarante-trois lits. Ces salles sont petites, mais assez bien aérées, seulement il y a quelques lits de trop pour la capacité des dortoirs.

On a reçu des sujets d'âges très variés; depuis un enfant de 2 ans jusqu'à une femme de 100 ans 4 mois. Le nombre des femmes malades a dépassé celui des hommes. Du 16 mai au 30 octobre, il y a eu 340 entrans, et 23 décès, ce qui fait à peu près un décès sur quinze entrans.

Le service de la clinique de la Pitié, par suite de mutations et surtout de la maladie de M. Corbin, était privé de chef de clinique. M. Balme-Dugaray d'abord, M. Putégnat ensuite, et enfin M. Grand, ont rempli ces fonctions avec beaucoup de zèle et de désintéressement, car il a été impossible d'obtenir pour eux de l'administration le plus petit avantage. Il n'y a point eu non plus d'aides de clinique dans notre service. L'assiduité des élèves, leur empressement à recueillir des observations ont remédié à cet inconvénient,

1

L'ordre physiologique sera suivi dans l'exposition des observations et des réflexions qui vont suivre.

PREMIÈRE PARTIE.

Maladies du tube digestif et de l'abdomen.

Absence de dents simulant le facies de l'hémiplégie.

Un malade qui avait eu, deux ans auparavant, une attaque d'apoplexie, entra dans les salles de la clinique. Sa bouche était singulièrement déviée à droite. Tous les élèves pensèrent qu'il s'agissait d'une nouvelle hémorrhagie cérébrale. Cette déviation était le résultat de la disposition des arcades dentaires, les dents supérieures gauches étaient tombées, les dents inférieures droites manquaient ; la mâchoire était abaissée à droite, elle avait entraîné la commissure des lèvres dans ce sens ; de là l'apparence hémiplégique de la face. Beaucoup de personnes conservèrent des doutes sur ce fait ; mais il fallut se rendre à l'évidence quand un corps étranger imitant les dents fut mis à leur place et rendit au facies sa configuration normale. M. Cousin, dentiste fort habile, voulut bien se charger de faire un ratelier à cet homme; la cause de l'erreur dont il s'agit est assez fréquente, surtout à la Salpétrière ; elle pouvait d'autant plus en imposer ici que le côté droit était resté plus faible chez ce malade depuis son attaque d'apoplexie.

Carie dentaire donnant lieu à un érésypèle intermittent de la face.

Un homme présenta un érésypèle de la joue du côté droit, affection qui revenait tous les mois d'une manière presque périodique. Une cause organique présidait à son apparition. Plusieurs dents profondément cariées causaient de vives douleurs. C'est lorsque le malade souffrait avec le plus de violence que l'érésypèle se déclarait; l'évulsion des dents malades fut faite ; l'érésypèle se dissipa plus promptement qu'à l'ordinaire. *Le sulfate de quinine* fut donné pour prévenir le retour de cette inflammation intermittente. Depuis trois mois l'érésypèle n'est probablement pas reparu, car le malade, qui avait promis de revenir si les accidens se renouvelaient, ne s'est pas présenté dans le service. Dans plusieurs cas nous avions déjà observé des érésypèles et des abcès autour du sac lacrymal, occasionnés par la présence de dents cariées dans les alvéoles supérieures.

Ulcérations de la gorge, résultat de l'éruption de la dernière molaire.

Une angine ancienne et des ulcérations profondes à l'amygdale droite, reconnaissaient pour cause, chez une jeune femme, la pousse de la dernière grosse molaire du même côté. L'excision de la portion de membrane buccale qui recouvrait cette dent, fut suivie d'une guérison prompte.

Enduits de langue ; leur cause matérielle.

Les enduits noirâtres dont la langue et les dents ont été recouverts sur plusieurs de nos malades, la sécheresse de ces parties, ont toujours correspondu à la manière dont la respiration s'opérait. Il était évident dans tous ces cas que le passage de l'air par la bouche était la cause de ce symptôme. Soit qu'une pneumonie rendît le besoin d'air plus fréquent, soit qu'un coryza ou une angine oblitérassent l'ouverture postérieure des fosses nasales ; soit qu'une ascite, que *la tuméfaction de l'estomac, ou des intestins par des gaz, ou qu'une souffrance gastro-intestinale* mettant obstacle à l'abaissement du diaphragme, forçassent le malade à respirer plus souvent, ou le portassent automatiquement à ouvrir la bouche pour recevoir plus d'air, toujours est-il que cette cause toute physique de la sécheresse de la langue était évidente. Dans un cas où plusieurs dents supérieures de tout un côté manquaient, la moitié de la face supérieure de la langue du même côté était sèche, noire, fendillée ; c'était précisément sur le passage du courant d'air ; l'autre moitié était humide et naturelle.

Ulcérations de la gorge d'apparence syphilitique guéries très promptement dans un cas par les mercuriaux, et dans l'autre par la médecine antiphlogistique.

Des ulcérations siphylitiques de la face inférieure de la langue, du palais et des amygdales avaient été depuis un mois, chez un de nos malades, le résultat d'un contact immédiat avec des parties infectées ; elles cédèrent en trois jours à des frictions légères faites dans la bouche et sur les parties malades avec quelques grains d'onguent mercuriel affaibli par moitié de cérat. Ici les antiphlogistiques largement employés à cause de la complication d'une hépatite aiguë, n'avaient point entravé la marche des symptômes syphilitiques, tandis qu'un homme qui portait depuis six semaines dans l'amygdale droite une ulcération large, profonde, à fond grisâtre, à bords rouges et coupés à pic, ulcération que les circonstances commémoratives pouvaient faire considérer comme vénérienne, en fut délivré en trois jours par l'application de vingt-cinq sangsues et d'un cataplasme sur le cou.

Angine couenneuse coëxistant avec la couenne inflammatoire du sang.

Plusieurs autres angines se sont offertes à notre observation. Dans deux cas il y avait eu formation d'une couche pseudo-membraneuse assez épaisse sur l'amygdale. Une saignée et le régime guérirent ces malades en vingt-quatre heures. Ce qu'il y eut de remarquable, c'est que le sang des saignées présenta une couenne inflammatoire épaisse. La même circonstance organique qui avait déterminé la formation de celle-ci, c'est-à-dire la substance coagulable suspendue dans le sérum, avait probablement aussi occasionné la pseudo-membrane de la gorge.

Ulcétion du pharynx par suite du frottement et de la pression.

Chez deux malades, nous avons trouvé à la mort les lésions

suivantes que nous avions déjà rencontrées deux fois à la Salpétrière. Sur ces quatre sujets, il y avait eu, dans les jours qui
précédèrent la mort, de longues quintés de toux. A peine les malades s'étaient-ils plaints de la gorge. A l'ouverture on trouva
sur la partie saillante du cartilage cricoïde dans le pharynx, une
ulcération de la membrane muqueuse ; le fond en était gris,
la forme arrondie, l'apparence gangréneuse, et le pourtour
offrait une teinte violacée. Ces ulcérations variaient d'une à
trois lignes de diamètre. Le cartilage n'était point dénudé ; le
fond de l'ulcération était formé par du tissu cellulaire épaissi ;
la partie postérieure du pharynx, précisément opposée à la
saillie du cricoïde et qui lui était contiguë, présentait chez
tous ces sujets une ulcération pareille. Seulement celle-ci
était moins étendue ; les autres points du pharynx étaient
sains. Il paraît évident que les mouvèmens d'élévation et d'a-
baissement du larynx, soit pendant la toux, soit pendant la
déglutition, avaient été suivis ici du frottement de la paroi
postérieure du pharynx contre la paroi antérieure correspon-
dant au cartilage cricoïde. De là la formation, en quelque
sorte mécanique, des ulcérations précédentes. Je n'ai lu nulle
part que cette lésion ait été décrite. Il faudrait déterminer les
signes qui pourraient la faire reconnaître pendant la vie, et
diriger dans son traitement.

Gastro-entérites.

Plusieurs cas de gastro-entérite simple se sont présentés
à la clinique. Ils ont été avantageusement combattus par le
régime et les évacuations sanguines. Il y a deux mois, il s'est
offert une occasion assez favorable pour juger de l'efficacité du
régime seul et de l'utilité des pertes de sang combinées avec
les moyens diététiques. Six malades entrèrent à la fois pour
des symptômes gastro-intestinaux plus ou moins graves.
Tous furent soumis à l'abstinence et aux boissons adoucissantes. Les trois plus malades furent traités par de nombreuses applications de sangsues ; le lendemain ils étaient mieux,
et la guérison fut prompte ; les trois qui avaient été moins

gravement affectés ne perdirent pas de sang. Le soulagement fut lent; ils souffraient encore lorsque les autres étaient guéris, et chez l'un d'eux, il fallut avoir recours à de nombreuses applications de sangsues. De semblables expérimentations avaient été faites par moi à la Pitié, il y a quatre ans, et à la Salpétrière, depuis cette époque. Le résultat avait été le même.

Distension énorme de l'estomac ; soulagement remarquable..

Un homme avait depuis long-temps des digestions difficiles; il entra à la Pitié, et se plaignit d'éprouver des régurgitations fréquentes, et des éructations qui lui rappelaient l'odeur et le goût d'œufs pourris; le ventre était énorme, et la fluctuation qu'on y sentait avait porté quelques personnes à annoncer une ascite. Or, voici ce que la percussion médiate trouva : Le malade étant couché sur le dos, son tympanique à la partie supérieure du ventre; au-dessous et sur une ligne de niveau, bruit que j'ai nommé humorique et que M. Martin-Solon m'a dit avoir appelé, avec plus de raison, hydro-pneumatique; plus bas et tout autour, matité au-dessous de laquelle se trouvait l'intestin reconnaissable à sa sonoréité et à son élasticité. En changeant la position du sujet, la matité se déplaçait bien, mais seulement dans l'étendue de l'espace que circonscrivaient les intestins. Ainsi c'était de l'estomac très dilaté qu'il s'agissait, et le déplacement avait lieu dans la cavité même de cet organe. Celui-ci contenait beaucoup de liquide. On fit boire le malade : la hauteur du niveau s'éleva; le diagnostic devint alors certain. Seulement on supposa, plutôt qu'on ne le démontra, le rétrécissement de l'orifice pylorique. Le traitement fut le suivant : On fit vomir le malade (non par l'émétique, mais par la titillation de la luette); d'énormes quantités de matières mal digérées furent rendues. L'abstinence absolue fut prescrite pendant quelques jours, puis on donna de très petites quantités d'alimens à la fois. L'estomac examiné par la percussion ne se distendit plus outre mesure; les alimens furent gardés, et le soulagement

fut si grand que le malade sortit les jours suivans dans un
état supportable de santé. J'avais vu en ville quelques faits
semblables.

Entérites typhoïdes.

Nous avons été frappés de la rareté des entérites typhoïdes.
Trois malades seulement sont entrés avec des symptômes bien
marqués de cette maladie. On se rend compte du peu de
fréquence de cette affection par l'épidémie régnante. Comme
le cholera typhoïde se déclarait dans les circonstances où
l'entérite typhoïde se manifeste d'ordinaire, il y a lieu de
croire que beaucoup de sujets qui ont été dans ces derniers
temps frappés par le cholera, l'auraient été, dans d'autres,
par la fièvre entéro-mésentérique de M. Serres. Ceci paraît
d'autant plus probable que très souvent, lorsque les premiers
symptômes cholériques sont dissipés, la maladie prend le caractère de l'entérite typhoïde, et offre à la mort des lésions
fort analogues. Tel était, surtout sous le rapport des symptômes (car ce sujet est guéri), le cas d'une jeune fille dont
nous parlerons bientôt.

Sur deux des malades atteints primitivement des symptômes de l'entérite typhoïde, l'un était au quatrième jour de
la maladie ; diarrhée légère, stupeur, affaiblissement, fièvre
vive, quelques pétéchies, peu de douleurs abdominales, météorisme. L'abstinence et de nombreuses évacuations de sang
firent promptement cesser les accidens. L'autre était bien
plus gravement malade. Il entra à l'hôpital au douzième
jour à dater de l'invasion. Météorisme, ancienne diarrhée
d'abord peu abondante, puis très liquide, fièvre vive, pouls
donnant 120 pulsations, stupeur, délire et facies typhoïdes ;
à côté de tout cela, la langue humide et d'un rose pâle, sans
enduit fuligineux (les fosses nasales permettaient facilement
le passage de l'air, et la bouche était habituellement fermée).
Le malade présentait en arrière, dans les deux poumons, une
légère matité et du râle muqueux. Le diagnostic reposant
sur ces faits fut celui-ci : ulcérations dans l'iléon, pneumonie

hypostatique consécutive. Des vésicatoires ne remédièrent pas plus à la pneumonie que les antiphlogistiques et le régime, et ne guérirent pas la souffrance intestinale. La matité et les râles augmentèrent, la respiration s'embarrassa, la bouche resta ouverte; alors des enduits se formèrent, la diarrhée devint excessive, le sang s'épuisa, le facies devint hypocratique, et, quinze jours après son entrée, le malade périt. Quinze ulcérations de quatre à douze lignes de diamètre se trouvèrent dans le dernier des intestins grêles, et une pneumonie au deuxième degré se rencontra en arrière sur les points qui avaient été déclives lorsque le malade était couché sur le dos. L'écume accumulée sur les bronches, par suite de l'impossibilité de l'expectoration, avait déterminé la mort.

Les deux malades dont il s'agit avaient habité des chambrées étroites et encombrées. Mes recherches me portent à penser qu'il en est le plus souvent ainsi pour ceux qui sont atteints de l'entérite typhoïde.

Maladies du tube digestif et de l'abdomen ; hypertrophies du foie

L'hypertrophie du foie s'est fréquemment offerte à notre observation ; elle a toujours été facile à reconnaître par la percussion médiate ; presque jamais la palpation n'a pu nous indiquer le volume de l'organe hépatique. Cette hypertrophie en largeur, en hauteur, en épaisseur coexistait souvent avec des troubles dans la circulation. Alors il n'y avait d'autre douleur qu'un sentiment de pesanteur, qui quelquefois s'étendait vers l'épaule droite, et augmentait lorsque le malade était debout. Nous avons, dans ces cas, pensé avoir affaire à l'hypérémie par cause mécanique de M. le professeur Andral, et alors aussi nous trouvions par la percussion un développement des cavités droites du cœur, et une légère matité dans les poumons.

Inflammations du foie ; ictères.

Quelquefois les jours suivans la douleur devenait aiguë, et il

était évident que le tissu hépatique s'enflammait par suite de
la gêne mécanique survenue dans la circulation ; d'autres
fois, et dès les premiers temps, la région du foie était fort
douloureuse ; la souffrance correspondait aux points où se
trouvait le foie, et n'avait pas lieu partout ailleurs ; ces cas
là nous parurent devoir être rapportés à l'inflammation franche de l'organe. L'ictère se réunit deux fois à l'ensemble de ces
symptômes, et la cause qui le produisait devait être dans le
foie ou dans les voies biliaires, et non dans les matières contenues dans l'intestin, car le foie était hypertrophié, et les fœ-
ces avaient entièrement perdu leur couleur. Il fut impossible
dans l'un et dans l'autre cas, de saisir le développement de la
vésicule du fiel.

Traitement de l'hypertrophie du foie.

Les saignées générales dans tous les cas précédens, qui furent très nombreux, produisirent constamment la diminution
momentanée ou persistante du volume du foie. L'organe li-
mité par les élèves la veille, et dont la circonférence avait été
tracée par le nitrate d'argent, avait diminué d'un ou deux
pouces de haut en bas, et avait beaucoup perdu de sa largeur. C'est surtout lorsque les selles cholériques se manifestèrent chez quelques-uns de nos sujets, que cette diminution
dans le volume du foie fut considérable ; et il arriva dans un
cas que le foie, qui la veille était énorme, devint très petit
lorsque les selles furent multipliées. La diète produisit, mais
plus lentement, cette diminution dans le volume du foie. Les
sangsues, des cataplasmes appliqués sur le côté calmèrent
les douleurs, qui, bien que le foie eût diminué de volume,
persistaient encore dans cette glande. Dans tous les cas d'affection aiguë du foie, la guérison a promptement suivi le traitement.

Ictère ; traitement par les boissons adoucissantes à haute dose.

Chez une malade l'ictère coexistait avec l'hypertrophie du
foie. Le sérum du sang avait une teinte jaune très foncée. On

pensa que les boissons données à haute dose auraient de l'utilité, et qu'elles serviraient à étendre de liquide la sérosité altérée par la présence du principe colorant de la bile. Quoi qu'il en soit de cette vue théorique, la malade prit trois pots de tisane d'orge en un jour, et des lavemens furent fréquemment administrés. L'ictère se dissipa avec promptitude, et les urines coulèrent abondamment.

Fièvres intermittentes.

Douze ou treize cas de fièvres intermittentes se sont présentés à la clinique dans les trois mois qui ont précédé le premier septembre. Un petit nombre avait le type tierce ; la plupart des autres était quotidiennes. L'accès en général a été de dix à douze heures. Sur ce nombre d'heures, l'une se passait pendant le frisson, trois ou quatre pendant la chaleur sèche, et le reste durant la chaleur halitueuse et la sueur. Dans dix cas sur douze, la fièvre commençait le soir, et se terminait le matin, époque à laquelle ou trouvait la peau humide. Dans un cas où l'on avait attendu un peu trop pour administrer le sulfate de quinine, les accès semblaient se toucher, c'est-à-dire que le frisson de l'accès suivant commençait au moment même où la sueur finissait. Une femme présenta un phénomène remarquable. Les accès revenaient le soir, mais c'était la chaleur qui commençait, puis il y avait un frisson et la sueur n'avait pas lieu.

Hypertrophies de la rate.

Ce dernier cas fut le seul où la rate ne fut pas hypertrophiées. Chez tous les autres, elle avait acquis un grand volume. Cependant elle ne dépassait, pas chez la plupart, le rebord costal, mais s'élevait très haut dans le thorax. Il fut facile de limiter cet organe par la percussion plessimétrique. Celle que l'on opérait avec la médiation du doigt était loin d'avoir la même précision. Les élèves familiarisés avec la percussion (et ils commencent à être nombreux) trouvaient quelquefois avant moi l'hypertrophie, et je vérifiais ensuite l'exactitude du diagnostic. Dans deux cas, sur le cadavre, nous sommes arrivés à ce même résultat obtenu déjà un si grand nombre de fois. j'insiste sur ce fait, parce que la possibilité de mesurer exactement la rate par la percussion m'a été contestée par des personnes dont l'excellent esprit d'observation m'est connu.

D'ailleurs, les résultats du traitement prouvent jusqu'à quel point les mesures dont il s'agit sont exactes, et combien il est utile de les établir :

Traitement comparatif de l'hypertrophie de la rate.

Après avoir tracé la grandeur et la forme de la rate à l'extérieur par une ligne noire que le nitrate d'argent produisait, après avoir approximativement jugé de son épaisseur par le degré de matité du son, nous avons eu recours à diverses méthodes de traitement.

1° *La diète, les boissons adoucissantes :* La rate est restée aussi volumineuse que par le passé ; quelquefois même elle est devenue plus large que la mesure première ne l'avait indiqué ; les accès de fièvre ont continué.

2° *La saignée générale :* Dans deux cas, diminution dans la fièvre ; les accès s'éloignent peu à peu ; la rate reste plusieurs jours du même volume ; elle ne décroît jamais d'une manière subite. Dans deux autres cas, la fièvre continue, et la rate conserve sa grosseur.

3° *Le sulfate de quinine :* Il a été donné dans tous les cas, et après ceux où les autres moyens avaient échoué ; le plus souvent à la dose de dix grains, trois d'abord, puis trois autres deux heures après, et les deux autres grains après le même temps. Toujours ce moyen fut administré à l'époque la plus éloignée possible de l'accès à venir, et à la fin de la sueur dans le cas de fièvre subintrante. Dans tous les cas et en vingt-quatre heures, diminution d'un à deux pouces dans le volume da la rate ; cessation brusque des accès ; continuation du sulfate de quinine le lendemain ; diminution de l'organe, qui revient bientôt à son volume normal.

La rate est probablement le point de départ des fièvres intermit-
tentes.

Dans plusieurs de ces cas *la rate avait diminué de volume
avant que l'époque marquée pour le retour de l'accès fût arrivée.*
Lorsque cette diminution en largeur et en épaisseur survenait l'accès manquait. Ce fait s'il était reconnu plus tard
comme constant, éclairerait sans contredit les questions relatives à la nature des fièvres intermittentes et porterait à
faire croire que l'état de souffrance de la rate joue un grand
rôle dans leur production, puisque cet organe diminuant d'a-
bord, la fièvre cesse ensuite. Il est vrai que l'on pourrait dire
qu'un état inconnu de l'organisme agit à la fois pour produire
l'hypertrophie de la rate et la fièvre elle-même, et que le
sulfate de quinine détruit cet état inconnu. Remarquons du
reste que jamais ladiminution prompte dans le volume de la
rate n'a été plus marquée que dans les cas où le cholera s'est
développé à la suite de l'emploi du sulfate de quinine dans
les fièvres intermittentes.

Quelques autres cas observés à la clinique de la Pitié ten-
draient aussi à faire penser que la rate est le point de départ de la fièvre intermittente. Une femme éprouva une pneumonie à gauche et en bas. Peu de respiration, râle crépitant,
matité légère sans résistance marquée au doigt dans le côté
gauche du thorax, et précisément sur un point très voisin de
celui où la percussion plessimétrique faisait reconnaître la
rate, qui n'était pas hypertrophiée. Or la fièvre n'était pas continue, elle était marquée par des accès où se retrouvaient les
frissons, la chaleur et la sueur. La pneumonie traitée par les
saignées et les vésicatoires guérit très promptement, et en
même temps la fièvre se dissipa.

Une femme éprouva des douleurs très vives dans l'hypo-
condre gauche. Je ne sais pourquoi quelques élèves admet-
taient l'existence d'une péricardite. Des accès de fièvre intermittente avec le type quotidien avaient lieu. Or, la percussion trouvait le tube intestinal sur le point douloureux, la

rate était volumineuse et touchait au point où la douleur était si vive. L'ensemble des symptômes généraux et la présence de l'intestin sur le point douloureux firent admettre une entérite. On appliqua de nombreuses sangsues sur le côté. Le lendemain une très forte diarrhée et des coliques survinrent, et la douleur ainsi que la fièvre se dissipèrent.

Enfin, à l'Hôtel-Dieu, dans le service de M. Bally, un homme fut atteint d'une fièvre intermittente quotidienne très violente et très rebelle. Je crus reconnaître la rate très hypertrophiée dans le côté gauche et en arrière. *Soixante grains de sulfate de quinine* par jour ne dissipèrent pas la fièvre et ne diminuèrent pas le volume de la rate; ce malade mourut. Un abcès entre la colonne vertébrale et la rate avait dévié celle-ci à gauche et en avant. Son volume était loin d'être aussi grand qu'on l'avait pensé, et une grande partie de l'espace occupé par le son mat correspondait à l'abcès. L'organe n'avait pas d'autre altération de texture et n'avait été que dévié et comprimé.

Ne semblerait-il pas, d'après ces trois faits, que le voisinage de la rate avec une partie enflammée pourrait imprimer à la fièvre symptomatique de l'inflammation le cachet de l'intermittence ?

Paralysies symptomatiques de la vessie.

Dans trois cas chez des femmes, dans un cas chez un homme (et c'est précisément chez celui qui fut atteint d'entérite typhoïde et qui y succomba) le météorisme empêchait de palper convenablement le ventre, et la percussion plessimétrique fit reconnaître que la vessie était distendue par de l'urine. Cette connaissance conduisit dans un cas à trouver une paraplégie que l'on ne soupçonnait pas. Chez tous ces malades on évacua de très grandes quantités d'urine, et on recommanda le cathétérisme fréquent et non pas une sonde à demeure. La mort n'eut lieu que dans le cas d'entérite typhoïde. Chez les autres la guérison fut complète. Nous avons eu ici l'occasion de signaler aux élèves le facies tout spécial que présentent les malades dont la vessie est irritée, la fièvre urineuse, si bien étudiée par M. le professeur Richerand, et l'importance qu'il y a à se défier des rapports des malades ou des assistans, à l'occasion de l'évacuation de l'urine. On répond au médecin que ce fluide coule bien, alors qu'il ne sont que par regorgement. Si l'on se contente de ce document, on ne reconnait pas la lésion de la vessie et la mort du malade peut en être le résultat. Quelques recherches de percussion préviennent cette dangereuse erreur.

Métrites. Le toucher et la percussion réunis pour juger du volume de l'utérus.

Plusieurs cas de métrite se sont présentés dans notre service. Jamais, hors le cas de grossesse, l'utérus n'a été assez développé pour que le plessimètre, porté profondément dans le petit bassin, pût faire reconnaître par la percussion le globe utérin. Cependant dans un cas, on pratiqua en même temps, et avec succès le toucher et la percussion. Voici comment : le doigt étant porté dans le vagin et soulevant le col de la matrice vers les parois du bas ventre, on fit déprimer par un aide les parois abdominales avec le plessimètre, et la percussion permit alors d'arriver jusqu'à l'utérus, et de reconnaître qu'il n'était pas plus gros qu'à l'ordinaire ; la plaque d'ivoire, au moment où elle trouvait la matité, était en effet peu distante du doigt introduit dans le vagin.

Caractère des douleurs utérines.

Nous avons eu plusieurs fois l'occasion de faire remarquer que les douleurs propres à la souffrance de l'utérus, quelles qu'elles soient, ont un caractère qui les différencie de toutes les autres et qu'il est facile de reconnaître ; c'est qu'elles ressemblent soit à celles que les femmes éprouvent lorsqu'elles ont leurs règles, soit à celles de l'accouchement ; comme celles ci, les douleurs utérines ont toujours quelque chose d'intermittent et des accès séparés par un temps de repos.

Aménorrhagie.

Plusieurs cas d'aménorrhagie se sont offerts à notre observation. Les cas qui se rattachent à celle-ci peuvent se diviser en deux groupes bien distincts les uns des autres : 1° ceux où l'appareil circulatoire est plein de sang et d'un sang rouge et pur, comme l'indiquent l'examen des veines, des capillaires, et la percussion des organes ; 2° ceux où le cœur est petit, les poumons très sonores, le foie peu volumineux, les veines petites, les capillaires pâles. Dans le premier groupe, il y a souvent congestion, inflammation utérine , et les saignées, les sangsues ramènent alors fréquemment les règles ; dans le second, cette congestion n'a pas lieu faute de sang, ou du moins faute d'un sang assez riche ; ici c'est la nourriture animale et les ferrugineux réunis au safran qui réussissent. Nous avons eu dans trois cas à l'hôpital , et huit ou dix fois en ville, beaucoup à nous louer de l'action du tritoxide de fer à la dose de huit à quarante grains. Quelquefois il a causé l'entérite ; et alors il a fallu en suspendre l'emploi. C'est au plus tard après un mois que cet effet a été produit. En ville ce moyen a ramené les règles; à l'hôpital nous n'avons pas été aussi heureux.

Ventouses sur le col utérin dans l'aménorrhagie.

Nous avons proposé pour l'aménorrhagie, sans pouvoir l'employer, uu moyen qui paraît rationel; c'est l'application mensuelle pendant trois ou quatre jours, d'une ventouse pneumatique sur le col utérin. Un instrument va être confectionné pour cet usage. Monsieur le docteur Amussat, depuis la première impression de ce travail, nous a confié un instrument du même genre qu'il avait fait confectionner pour redresser l'utérus dévié.

Cancer utérin, injections fréquentes et emploi du tritoxide de fer.

Nous n'avons eu qu'un seul cas remarquable de cancer utérin: le col était détruit ou plutôt remplacé par d'énormes végétations qui s'étendaient sur les cloisons vagino-rectale et vésico-vaginale ; celle-ci était perforée par le carcinome, l'urine pénétrait dans le vagin, et un écoulement sanieux horriblement fétide et très abondant continuait depuis des années. Le pouls était sans force, les veines vides, les capillaires tout-à-fait décolorés, au point que les lèvres et les gencives étaient presque blanches. Ici nous fîmes l'application de ce qui déjà avait réussi tant de fois à la Salpêtrière : des injections à grande eau dans le vagin, non pas une fois par jour, mais toutes les heures, et nous prescrivîmes de les pratiquer dans un bain de siége.

Ici nous avions l'intention de prévenir l'absorption de l'ichor cancéreux et d'en empêcher la putréfaction. D'un autre côté on prescrivit la diète animale et le tritoxide de fer pour remédier à l'anémie. Malheureusement cette pauvre femme ne put supporter ce médicament, qui ramenait toujours une abondante diarrhée, et de ce traitement rationel nous ne tirâmes d'autre avantage que de prolonger peut-être la vie de la malade, de calmer ses douleurs et de faire disparaître l'horrible puanteur qu'elle exhalait. La mort ne mit un terme à ses maux qu'après trois mois depuis l'époque où nous avions commencé à lui donner des soins. L'ouverture du cadavre n'offrit rien de remarquable que les végétations carcinomateuses du col utérin, du vagin et la perforation de la cloison vésico-vaginale. Il y avait fort peu de sang dans les organes profonds et ce sang n'était pas coloré.

Soulagement remarquable à la suite de l'emploi des moyens précédens.

Nous avons obtenu en ville, dans des cas analogues au précédent, et lorsque l'intestin pouvait supporter l'action du tritoxide de fer, des résultats bien remarquables de l'emploi de ce moyen. Jamais ils ne furent plus manifestes que chez une dame que des pertes continuelles avaient réduite à l'anémie et à une grande maigreur. Cette dame souffrait extrêmement de végétations cancéreuses dont le vagin était rempli.

Sous l'influence du repos au lit, de bains de siége toutes les deux heures, et des injections dans le bain répétées très fréquemment, les douleurs cédèrent sans qu'on fût obligé d'avoir recours à des narcotiques. Une nourriture animale et le tritoxide de fer à haute dose ramenèrent la coloration et l'abondance du sang; les veines se remplirent; les lèvres et les joues, d'abord si pâles, s'animèrent, et la maigreur fit place, après un mois de ce traitement, à de l'embonpoint. Ce qu'il y a de remarquable, c'est que la perte ne discontinua pas, et que les végétations saignaient abondamment; mais ce sang, qui était si pâle dans les premiers temps, est actuellement très rouge. À part la lésion physique que le doigt trouve dans le vagin, la santé semble actuellement et depuis deux mois être parfaite. On ne voit pas de raison pour que, malgré l'existence d'un cancer incurable, cet état de bien-être ne se prolonge long-temps sous l'influence de ce régime et de ce traitement. Cette médication a été depuis employée dans cinq cas analogues : deux fois elle a eu de bons effets, et trois fois il s'est agi de femmes à l'agonie sur lesquelles on n'a pu apprécier l'action du remède. Nous essayons maintenant de substituer le citrate de fer au tritoxide.

M. le professeur Cruveilhier, auquel nous avons parlé de ces faits, nous a dit que, dans la phlébite utérine, il avait tiré un parti avantageux des injections abondantes d'eau tiède dans l'utérus.

OEdème pendant la grossesse; prompte guérison par la position.

Une femme enceinte présentait un œdème remarquable des cuisses, des extrémités inférieures et des parties de la génération. Il y avait plusieurs semaines que, nonobstant un traitement rationel par des évacuations sanguines et des diurétiques, la maladie restait stationnaire. Les importantes recherches de M. le professeur Bouilleau sur les obstacles au cours du sang veineux considérés comme causes d'hydropisies, se présentèrent à notre esprit, et nous pensâmes que la cause de cet œdème était la pression que l'utérus distendu exerçait sur la veine-cave inférieure. En conséquence, on recommanda à la malade de ne pas se coucher sur le dos, mais bien sur le côté ; ce qui fut exécuté. Le lendemain à la visite, l'enflure était moins considérable, et deux jours après elle était dissipée.

Dans ce cas comme dans plusieurs autres, il fut facile de faire remarquer aux élèves avec quelle facilité la percussion médiate faisait reconnaître dans l'abdomen la hauteur de l'utérus distendu par le produit de la conception.

Ascites symptomatiques.

Plusieurs cas d'ascite se sont offerts à notre observation. Chez ces individus l'hydropisie avait toujours été consécutive à des lésions incurables. Dans l'un de ces cas il s'agissait de tubercules qui avaient envahi la plus grande partie du poumon gauche, tandis que le poumon droit était sain ; dans un autre, d'une hypertrophie avec dilatation du cœur gauche ; et dans un troisième tout portait à croire qu'une altération profonde dans le foie donnait lieu à l'ascite. Ce dernier malade sortit de l'hôpital à peu près dans le même état où il y était entré.

Inefficacité du traitement.

Chez ces malades les méthodes de traitement employées produisirent fort peu d'effet. Les saignées dans deux cas déterminèrent bien du jour au lendemain une légère diminution dans la hauteur du niveau du liquide mesurée au moyen du plessimètre, mais bientôt l'épanchement augmenta. Les diurétiques tels que le nitrate de potasse, la scille, furent sans aucune efficacité, et la kahinça donnée en extrait à la dose de trois gros par jour produisit de la diarrhée, des accidens, et n'agit en rien sur l'ascite; les vésicatoires n'eurent pas plus de succès, et ce fut en vain qu'on chercha, par des boissons chaudes et diaphorétiques prises en petites quantités tandis que le malade était chaudement couvert, à produire une sueur salutaire. En définitive que peuvent tous ces moyens contre l'ascite symptomatique d'une lésion organique ? Faire couler l'urine, les sueurs, déterminer des selles abondantes, c'est peut-être hâter par la perte des fluides la mort des malades ; car c'est l'obstacle mécanique à la circulation que dans ces cas il faut détruire, et si l'on n'y peut parvenir, augmenter la faiblesse, c'est augmenter les chances de mort.

Hydro-péritonite.

Un malade entra à l'hôpital avec une pleurésie suraiguë à droite. Le ventre était météorisé et très volumineux. On n'y sentait point de fluctuation. Cependant une très légère matité à la partie déclive, matité qui se déplaçait suivant que le sujet variait de position, fit reconnaître à M. le docteur Maigne, praticien aussi habile qu'ami zélé de la science, la coexistence d'un épanchement abdominal, et par conséquent d'une péritonite. Je partageai cette opinion, que plusieurs personnes contestèrent ; deux saignées et plusieurs vésicatoires, un régime convenable furent prescrits; sous l'influence de ces moyens, la respiration, qui auparavant était si gênée que le malade paraissait être sur le point de suffoquer, et le pouls si accéléré qu'il dépassait cent vingt, revinrent presque à l'état normal. Cette amélioration était due à la diminution considérable de l'épanchement pleurétique ; le plessimètre fit reconnaître en effet un notable abaissement dans la hauteur du fluide accumulé dans les plèvres, et la respiration se fit entendre inférieurement là où auparavant elle n'était pas appréciable.

Cependant les jours suivans l'accumulation de liquide dans le péritoine devint évidente pour tous ; la hauteur de l'espace où la matité avait lieu inférieurement augmenta, le déplacement en rapport avec la position du sujet confirma le diagnostique, et la respiration devint de nouveau très gênée. Ce n'était pas que le liquide fût dans l'abdomen en assez grande quantité pour produire ce dernier effet, mais c'est qu'il existait en même temps une tympanite considérable qui donnait à l'abdomen un grand volume. Inutilement on eut recours à de nombreuses applications de sangsues, à des cataplasmes émolliens, à des diurétiques; l'épanchement augmenta et la fluctuation se fit sentir. Cependant la plus grande partie du volume de l'abdomen était encore due à des gaz, car la percussion médiate trouvait presque partout, à une certaine profondeur, l'intestin distendu par des fluides élastiques. Quelques purgatifs donnés en lavemens, l'introduction d'une sonde dans le rectum, ne purent faire évacuer ces gaz, qui, comme nous allons bientôt le dire, sont une cause de graves accidens.

Paracentèse ; lieu d'élection ; évacuation complète des eaux ; compression.

C'est dans ces circonstances que nous nous décidâmes à pratiquer la paracentèse. Bien qu'il y eût assez peu de liquide, nous cherchâmes, au moyen du plessimètre, le lieu où il était accumulé. Ce fut là pour nous le lieu d'élection, et il se rapportait assez bien à celui qui est indiqué par Sabatier. Le plessimètre déprimant les parois jusqu'à la profondeur de deux pouces, fut percuté, et donna lieu à une matité qui prouvait que le trocart pouvait pénétrer jusqu'à cette profondeur sans courir le risque d'intéresser l'intestin. Alors la ponction fut pratiquée suivant la méthode ordinaire. Il s'écoula par la canule une pinte seulement de sérosité citrine et nullement trouble ; mais elle était albumineuse, moussait en tombant dans le vase, et avait beaucoup d'analogie avec le sérum du sang. Cependant la percussion médiate faisait encore trouver dans l'abdomen et au-dessous du lieu où la ponction avait été faite, de la matité, qui évidemment correspondait à du liquide. Alors une sonde de gomme élastique fut remplie et réchauffée par la sérosité qui venait de s'écouler; on l'introduisit dans la canule du trocart, on la dirigea jusqu'au point où la sérosité était accumulée, puis son extrémité fut recourbée à la manière d'un siphon ; aussitôt de nouveau fluide s'écoula ; il en sortit encore trois verrées, et on s'assura par la percussion, que le péri-

toine ne contenait plus de sérosité. La piqûre fut alors recouverte de diachylum. Une compression méthodique avec
un bandage roulé qu'on laissa en place pendant trois jours
fut faite sur l'abdomen.

Le malade fut soulagé. Cependant le ventre avait peu diminué, et les intestins distendus par des gaz formaient encore un volume considérable. Pendant huit jours, sous l'influence de la compression, le liquide ne s'accumula pas de
nouveau, ou du moins la percussion pratiquée par-dessus le
bandage ne parvint pas à le faire découvrir. Il était possible,
en effet, qu'il s'en fût formé, et que la compression pratiquée
par l'appareil ne permît pas à la sérosité de tomber facilement vers la partie déclive. Quoi qu'il en soit, l'épanchement
fut de nouveau constaté, lorsque, pour la seconde fois, on
enleva le bandage, et dès-lors on renonça à la compression.

Plus tard l'épanchement fit des progrès; les accidens augmentèrent; le malade dépérit. Je fis une absence de huit
jours. Pendant ce temps, le malade succomba. Je ne pus être
témoin de la nécropsie. L'élève qui recueillit cette observation ne me l'a pas remise. Je sais seulement qu'on trouva
la pleurésie annoncée dès les premiers jours, une péritonite avec adhérence des intestins entre eux, et la collection
d'un liquide séreux dans lequel se retrouvaient des membranes accidentelles.

Ce cas est remarquable sous le rapport de la ponction, de
la manière dont tout le liquide put être extrait au moyen de
la *sonde-siphon*, et de l'efficacité momentanée de la compression. L'emploi de ces moyens pourra peut-être réussir dans
d'autres cas de péritonite. Il n'est pas dangereux de porter
une sonde bien propre et bien humectée par la sérosité abdominale dans le péritoine; car on sait que sur les animaux on
peut toucher le péritoine sans qu'il en résulte une péritonite,
et les cas d'éventration sur l'homme prouvent encore bien
mieux le fait dont il s'agit. On craint généralement trop peut-
être d'ouvrir la cavité abdominale; on voit des blessures où
elle est largement à découvert sans que la péritonite sur-
vienne. Celle-ci est presqu'au-dessus des ressources de l'art

quand elle est entretenue par un corps étranger qu'on ne peut enlever, ou quand une altération du sang complique cette inflammation (fièvre puerpérale, etc.); mais il est présumable que la phlegmasie simple et traumatique du péritoine est moins dangereuse. Peut-être le temps n'est-il pas éloigné où l'on songera qu'il n'est pas impossible de dilater certains points reculés du tube digestif atteints de rétrécissemens, ou d'en enlever quelques portions atteintes d'ulcérations incurables. Les beaux travaux de M. le professeur Dupuytren sur les anus contre nature, et de M. Jobert sur les sutures intestinales, trouveront plus tard des cas nombreux d'application.

Météorisme ; tympanite ; accidens qu'ils causent.

Sur sept ou huit malades, il a été facile d'observer que la distension de la cavité abdominale par les intestins remplis de gaz, donnait lieu aux plus graves accidens. Il en était pour eux comme pour les animaux dans les intestins desquels nous avions insufflé de l'air. Seulement, comme la dilatation de l'abdomen était plus lente chez nos malades, ses effets suivaient une marche plus chronique. Le météorisme, reconnu par l'extrême sonorité du ventre jointe à l'augmentation de volume, refoulait très haut le foie et la rate vers le thorax, ce dont il était facile de s'assurer par le plessimètre. Il y avait cependant quelques cas où le météorisme était porté loin bien que l'organe hépatique ne remontât pas ainsi dans la poitrine ; mais c'est que le poumon était malade. Tantôt alors il existait une pneumonie hypostatique, et d'autres fois l'écume bronchique, remplissant les bronches et leurs divisions, empêchait la sortie de l'air, et s'opposait à ce que les vésicules revinssent sur elles-mêmes. Dans le premier cas, on trouvait en arrière et en bas, quelle que fût la position du sujet, une matité remarquable, et, dans le second, des râles variés, et une très grande diminution du bruit respiratoire. Dans ces circonstances, la résistance qu'occasionnait le poumon dilaté s'opposait mécaniquement à ce que le foie poussé par les gaz abdominaux s'élevât vers le thorax.

Chez tous ces malades, la respiration était extrêmement gênée ; elle se faisait par les côtes. L'expectoration devenait très difficile ; l'asphyxie par l'écume bronchique commençait, et tout aussitôt les lèvres devenaient livides, le faciès s'altérait, il prenait le caractère qu'on lui voit à l'approche de l'agonie, et il était l'avant-coureur de la mort.

Evacuation des gaz.

Pour remédier au symptôme qui était évidemment la source de ces accidens funestes, nous avons pensé à évacuer les gaz ; plusieurs fois une canule fut portée très haut dans le rectum ; mais malheureusement des matières y étaient accumulées ; les trous de la canule se bouchaient, et les gaz ne pouvaient sortir. Nous avons songé à l'introduction d'une sonde œsophagienne dans l'estomac, et il s'est toujours trouvé quelque circonstance qui s'est opposée à l'exécution de cette pensée. De la glace a été appliquée sans résultat sur le ventre. Nous avons inutilement prescrit des onctions avec l'huile de camomille camphrée, et cela pour suivre les avis de médecins distingués qui l'emploient, plutôt que dans une espérance fondée. Dans deux cas, il a été possible de remédier à cette tympanite dangereuse :

Un homme entré à l'hôpital pour une pneumonie hypostatique double, et qui probablement s'était développée en partie sous l'influence de tubercules, fut pris de douleur de ventre et de diarrhée ; il y avait déjà plusieurs semaines qu'il était dans les salles, dépérissant, s'affaiblissant et conservant toujours des symptômes gastro-intestinaux, quand, les selles ayant cessé d'avoir lieu, le ventre se distendit par des gaz. D'abord peu marqué, ce développement devint bientôt considérable ; le foie était peu refoulé, car les poumons étaient malades ; mais la tumeur formée par les intestins était très considérable, et donnait lieu à une extrême sonorité. En même temps respiration très gênée ayant lieu plus de soixante fois par minute, pouls à plus de cent vingt pulsations et déprimé, sueurs visqueuses, faciès profondément altéré. On attribua ces graves symptômes à la présence de gaz dans l'abdomen, et on songea aux moyens de les évacuer.

Une sonde, dont la cavité avait une ligne et demie de diamètre, fut introduite à cinq à six pouces dans la hauteur du rectum ; elle ne put aller plus loin, des fèces s'y opposant. Aucun gaz ne sortit. Le doigt porté dans le rectum sentit les matières accumulées. Malgré l'entérite, et dans la conviction où l'on était que la maladie de l'intestin était située beaucoup plus haut que le rectum, on eut recours à un lavement purgatif avec le séné et le sirop de nerprun. Le malade fut à la selle cinq ou six fois ; il rendit une énorme quantité de gaz ; le ventre cessa d'être ballonné ; la respiration devint libre ; les battemens du cœur se ralentirent, et le pouls prit du développement ; la plupart des symptômes se calmèrent, et il ne resta que l'altération des poumons qui préexistait. Il y a plus d'un mois de ce fait ; le malade est encore à l'hôpital, et aucun symptôme n'annonce sa mort comme prochaine.

Entérite typhoïde ; cathétérisme du rectum.

Plus récemment, et dans les derniers jours de septembre, un jeune homme, qui présentait au plus haut degré tous les symptômes de l'entérite typhoïde, chez lequel la stupeur ne se déclara que vers le douzième jour de sa maladie, fut atteint d'accidens de plus en plus graves à la suite d'un météorisme considérable qui se déclara. Le respiration était très laborieuse et costale ; la langue devint tout-à-fait sèche, et elle se recouvrit, ainsi que les dents et la langue, d'une croûte épaisse, noire et fendillée ; le pouls devint faible et déprimé ; les pulsations s'élevèrent à cent vingt par minute ; l'expectoration de quelques crachats rares, il est vrai, mais en rapport avec l'engouement pulmonaire qui existait en arrière, cessait de se faire, et tout semblait présager une mort prochaine. Il était évident que la gêne de la respiration, suite de l'accumulation des gaz dans les intestins, donnait lieu à la plupart de ces symptômes ; le plessimètre démontrait en effet que le foie et la rate étaient très refoulés vers le thorax, et que l'abaissement du diaphragme devait être fort difficile.

L'élève occupé à recueillir cette observation, et qui s'en acquittait avec beaucoup de zèle, M. Baron, se chargea d'exécuter, à plusieurs reprises dans la journée, le cathétérisme du rectum dans l'intention de provoquer l'expulsion des gaz. Une canule de gomme élastique fut portée très haut dans l'intestin ; une grande quantité de gaz s'échappa ; la pression méthodique du ventre par les mains, en fit sortir encore beaucoup plus, et le malade respira mieux. M. Baron d'abord, puis l'infirmier, réitérèrent cette opération, et le ventre revint en peu de jours presque à son volume normal. Alors la respiration devint meilleure, la langue s'humecta, les enduits noirâtres se détachèrent, le pouls cessa d'être aussi fréquent, la stupeur devint moins grande ; la face, déjà tirée et livide, se ranima et prit une meilleure expression, et l'appétit se fit vivement sentir. Aujourd'hui, 8 octobre, le malade est dans un état satisfaisant, et tout porte à croire que la convalescence va s'établir ; seulement elle sera longue, et le malade porte au sacrum des excoriations dont la surface n'est pas gangrenée. Quel que soit le résultat ultérieur de cette grave maladie, il a été de toute évidence pour les nombreuses personnes qui ont suivi ce malade, que le cathétérisme du rectum a eu ici la plus heureuse influence sur la vie de cet homme.

L'attention que nous avons portée ici aux gaz contenus dans l'abdomen était bien légitimée par les faits et les considérations précédentes, par beaucoup d'autres observations du même genre que nous possédions, et surtout par les expériences que nous avions faites sur les animaux vivans dans lesquelles nous avions pratiqué l'insufflation de l'estomac (1).

-----

(1) Voyez *Mémoire sur l'insufflation pulmonaire, et procédé opératoire*

Métro-péritonite.

Le cas suivant est un exemple remarquable de métrite, de péritonite et d'entérite.

Une femme âgée de 3o ans et d'une forte constitution entra à l'hôpital de la Pitié le 20 septembre et le quinzième jour de ses couches. Celles-ci avaient été faciles, et la fièvre de lait avait eu lieu comme à l'ordinaire. Cependant les jours suivans, les lochies s'arrêtèrent, et il se manifesta une série d'accidens graves ; douleurs abdominales principalement vers l'hypogastre ; affaissement des seins ; tuméfaction de l'abdomen ; selles fréquentes ; pouls petit et accéléré ; frissons irréguliers. Les douleurs et le météorisme continuèrent, et on eut recours à quelques évacuations sanguines.

Plusieurs des symptômes que cette femme présentait simulaient assez bien l'entérite typhoïde : diarrhée, météorisme, douleurs abdominales médiocrement développées, pouls fébrile, frissons irréguliers, stupeur, faciès analogue à celui des fièvres graves, langue sèche, puis recouverte, ainsi que les dents, d'un enduit noirâtre ; tels étaient les symptômes offerts par cette malade, auxquels il ne manquait que la typhomanie et les pétéchies pour présenter le tableau complet des fièvres graves.

Les circonstances commémoratives, les douleurs abdominales situées à la partie inférieure du ventre, la percussion, qui trouvait profondément de la matité dans le petit bassin, le toucher du col utérin, qui trouvait celui-ci dilaté et douloureux, firent annoncer une métrite. Il y avait des selles fréquentes et liquides ; on crut en conséquence à l'existence d'une entérite. La distension des intestins par des gaz, et une légère matité obtenue à la partie déclive par une percussion légère et superficielle, un déplacement dans le lieu occupé par le son mat obtenu par le déplacement du sujet, firent ad-

---

à suivre dans l'emploi de la percussion médiate dans la collection de mémoires qui le suit, page 3i2. A Paris, chez Baillière. 1831.

mettre l'existence d'une péritonite, et on jugea qu'il y avait des adhérences entre les intestins et les parois, par ce que le liquide gagnait avec beaucoup de lenteur la partie déclive. Ainsi le diagnosti que fut celui-ci : *métrite, péritonite et entérite consécutive.* De plus on trouvait par la percussion que le foie était volumineux.

Une saignée calma la gêne de la respiration, mais influa peu sur le volume du foie; trente sangsues furent appliquées sur le ventre sans plus de succès; des cataplasmes, des boissons adoucissantes furent sans résultat. Les jours suivans, le météorisme augmenta, et il était évident que le volume du ventre empêchait le diaphragme de s'abaisser, et la respiration de se faire. Au septième jour de l'entrée de cette malade, la mort était prochaine. On songea à évacuer les gaz au moyen d'une canule portée très haut dans le rectum. Il sortit une assez grande quantité de fluides élastiques, et plus d'une verrée de mucus d'apparence puriforme. Le soulagement qui survint eut peu de durée, et cette malheureuse femme succomba quelques heures après.

A l'ouverture, voici les résultats que l'on obtint : l'utérus était quadruple de son état normal; sa surface extérieure, d'ailleurs lisse, présentait de légères saillies au nombre de quinze à vingt, qui variaient en grosseur depuis le volume d'un grain de chenevis jusqu'à celui d'une petite amande. Ces saillies étaient molles au toucher; elles soulevaient le péritoine intact à sa surface; incisées, elles contenaient un pus blanc, crémeux, et formaient un abcès entouré d'une membrane de nouvelle formation, sans communication aucune avec les veines ou les vaisseaux lymphatiques utérins, et sans aucune ouverture dans le péritoine. La face interne de la matrice était molle, pulpeuse, remplie de caillots à demi organisés, et qui offraient assez bien l'apparence de champignons cancéreux saignans; la cavité utérine aurait pu loger le poing, et toute sa surface interne présentait l'aspect fongueux qui vient d'être signalé. Le col dilaté permettait l'introduction du pouce; il était d'une couleur grise ardoisée. Le tissu charnu de la matrice était encore très appa-

rent, épaissi, mou et rougeâtre ; *les veines, les vaisseaux lym-*
phatiques, utérins et hypogastriques, les grosses veines abdomi-
nales étaient exempts de lésion ; le sang n'y paraissait pas altéré ; les ovaires étaient dans l'état sain.

Les intestins étaient énormément dilatés par des gaz ; ils contenaient en outre une grande quantité d'un liquide visqueux,
d'un jaune verdâtre , assez analogue à du pus, quoique
moins épais, et qui s'écoulait par jet des ponctions faites à
l'intestin. La membrane muqueuse gastrique était rouge et
hypéremiée à la partie déclive ; sa consistance était normale.
On ne trouva point que la membrane muqueuse de l'intestin
offrît la rougeur ou le développement des follicules que les
symptômes avaient porté à admettre pendant la vie.

Le péritoine, sur le plus grand nombre des points de son
étendue, était recouvert d'une couche pseudo-membraneuse;
des fausses membranes molles, pulpeuses, récentes, unis-
saient presque partout les intestins aux parois. Deux verrées
d'un pus blanc, crémeux, homogène, bien lié, étaient accumulées dans le petit bassin et dans les flancs. Le tissu sous-
péritonéal offrait des vascularités fort apparentes soit sur
l'intestin soit sur les parois, soit enfin sur l'utérus.

Le foie présentait une teinte marbrée de rose et de gris.
Il semblait que la substance rouge était presque vide de
sang, et que la jaune était infiltrée de pus. La substance de
l'organe avait peu de consistance, et il y avait des points où
la mollesse et l'apparence grise étaient plus manifestes. Le
rein droit était sain ; mais le gauche présentait, dans une
assez grande partie de la substance corticale, une apparence
grisâtre qui rappelait celle du foie, mais qui offrait mieux
encore de l'analogie avec une infiltration purulente. Cette altération était disposée comme par digitations, et tout à l'entour le tissu du rein, quoique moins rouge qu'à l'ordinaire,
paraissait cependant exempt de lésion.

Les plèvres contenaient une demi-pinte de sérosité ; les
poumons étaient très peu volumineux à l'ouverture du thorax, ce qui tenait évidemment, d'après l'inspection des organes, à ce que le foie, très volumineux et comprimé d'ail-

leurs par les intestins, refoulait les poumons de bas en haut jnsqu'à trois pouces au-dessous de la clavicule. Ceux-ci n'étaient crépitans que sur quelques points; insufflés, ils acquirent un grand volume, puis s'affaissèrent lorsqu'on cessa l'insufflation; c'est ce qui arrive pour le poumon des animaux qu'on fait périr en leur injectant promptement des gaz dans l'intestin.

Le péricarde, le cœur étaient exempts de lésion, et le cerveau ne fut pas ouvert, il n'avait donné lieu à aucun symptôme pendant la vie.

Réflexions sur l'observation précédente.

Evidemment, dans cette observation, il s'est agi d'une métrite proprement dite. Ce n'était ni la phlébite utérine de Dance, ni la lymphatite, ou lymphangite de M. Nonat. La matrice était profondément altérée et a été le point de départ des accidens. Il est fâcheux que cette femme n'ait été dans nos salles qu'à une époque trop avancée de la maladie pour chercher à reconnaître si des symptômes auraient pu distinguer la lésion du parenchyme de l'organe, et l'état sain des vaisseaux qui en partaient. La péritonite a été dans ce cas probablement consécutive; nous nous sommes assuré qu'elle n'était pas due à la perforation de quelques-uns de ces nombreux abcès qui existaient entre le péritoine et le tissu utérin; nulle part il n'y avait dans leurs parois de perforation. Le fluide du péritoine, si semblable à celui de l'intestin, venait-il primitivement de la même source? était-ce du pus absorbé dans les parois de la cavité de l'utérus et dans ceux des abcès, qui avait été ensuite se déposer dans l'intestin sous forme de mucosité purulente, et dans le péritoine sous l'aspect de sérosité puriforme? était-ce encore de là que provenait cette infiltration grise du foie et du rein? Tout nous fait pencher pour la réponse affirmative, et nous croyons que dans le principe il aurait fallu, dans ce cas, diriger tous les moyens thérapeutiques vers l'utérus, avoir recours à des saignées abondantes et à des injections réitérées dans l'utérus, comme le M. professeur Cruveilhier l'a fait avec succès dans des cas du même genre (1).

Ponction de l'intestin pour évacuer les gaz.

Sur le cadavre de cette femme, nous désirâmes savoir quel serait l'effet d'une ponction aux intestins, et s'il serait possible de faire sortir par la canule du trocart une grande partie des gaz contenus dans la cavité intestinale. On perfora donc le colon transverse ; il s'écoula beaucoup de fluides élastiques, et on parvint, en pressant sur les divers points de la masse intestinale, à faire sortir une très grande quantité de ces gaz. Cependant, quoique les élèves comprimassent avec soin, il en restait encore beaucoup plus. On fit une nouvelle ponction sur le cœcum ; l'affaissement d'une grande partie du ventre fut rapide, et c'est sans doute cet intestin sur lequel il serait le plus convenable de tenter la ponction pour faire sortir des gaz. Nous cherchâmes alors à faire pénétrer une sonde par l'ouverture de la valvule iléo-cœcale afin d'arriver à l'intestin-grêle ; mais nous ne pûmes engager l'instrument entre les deux lames de ce repli. Il faudra réitérer cette tentative, car s'il était vrai que l'on pût, ce qui est probable, perforer avec un trocart, sans de très grands inconvéniens, l'intestin cœcum, et si l'on pouvait parvenir à introduire une canule dans l'intestin grêle, il n'est pas douteux que dans

______

(1) Cette observation, du reste, est loin de confirmer la croyance de quelques observateurs sur la possibilité de reconnaître pendant la vie la métrite proprement dite, ou la métro-péritonite de la phlébite ou de la lymphatite utérine. Ici tous les symptômes typhoïdes, tels que les frissons, la prostration, la fuliginosité des dents, le dévoiement, la tympanite, etc., existaient, et cependant la maladie était bornée à la substance de l'utérus et au péritoine. Il est vrai que le foie et le rein gauche présentaient assez bien l'aspect de l'infiltration purulente, et que l'intestin contenait du mucus puriforme, mais on ne trouvait pas de pus dans le sang, et ce n'est qu'hypothétiquement qu'on pourrait l'y admettre. Il faut remarquer même à ce sujet qu'il n'y eut point d'accidens cérébraux pendant la vie, ou de lésion pulmonaire observée sur le cadavre qui pût se rapporter à la présence du pus dans le sang.

l'entérite typhoïde, et lorsque les sujets paraissent dévoués à une mort certaine, hâtée par la tympanite, on pourrait tirer beaucoup de fruit de ce moyen, soit pour évacuer les gaz ou les matières, soit pour faire des injections dans la portion même de l'intestin malade.

DEUXIÈME PARTIE.

Maladies des organes renfermés dans le thorax et de l'appareil circulatoire.

Pendant les six mois qui ont suivi le 15 mai 1832, de nombreux cas de maladies des organes thoraciques se sont offerts dans la clinique de la Faculté à la Pitié.

Bronchites, ulcérations du larynx.

Presque jamais la bronchite, portée au point de causer une fièvre vive, n'a existé sans que les poumons eux-mêmes participassent à la souffrance des bronches. Le plus souvent elle s'est trouvée jointe à la congestion pulmonaire; dans un cas de phthisie où il y avait de l'enrouement depuis un mois, ce symptôme fit diagnostiquer des ulcérations dans le larynx, et la nécropsie vérifia ce fait.

Crachats salivaires dans plusieurs variétés de la bronchite.

Les crachats rendus dans la bronchite et dans la toux convulsive n'ont pas paru, dans deux ou trois cas, venir de la portion de conduit aérien situé au-dessous de la glotte. C'était après des efforts d'une toux sèche et sifflante qu'ils étaient rendus. L'auscultation ne faisait entendre que des râles *secs* ; il n'y avait pas de bronchite trachéale, et les crachats expulsés en assez grande quantité à la fois, après des quintes répétées, avaient absolument l'aspect, la consistance et la spumosité de la salive. Il semblait évident, par les bruits que l'on entendait à l'oreille simple, que ce fluide accumulé dans l'arrière-gorge ou porté jusque dans l'œsophage, lors des efforts de toux, était ensuite rendu.

par une sorte de régurgitation. C'est ce qui nous paraît avoir souvent lieu dans la maladie que Laënnec, et d'autres avant lui, appelaient catarrhe pituiteux, affection pour laquelle on a si souvent et si inutilement prodigué les expectorans, et que lui-même voulait traiter par les vomitifs répétés. Ces quantités énormes de mucosités qu'on voit rendre aux malades ne peuvent guère avoir été contenues dans le conduit de l'air ; car on ne conçoit pas comment l'asphyxie par l'écume bronchique n'aurait pas été la conséquence immédiate de leur séjour dans les voix aériennes. Ajoutons que dans la plupart de ces cas le stéthoscope fait à peine entendre un râle sibilant. S'il y avait des mucosités écumeuses dans la trachée, ce serait du gargouillement qu'on y trouverait. Avant donc que de fixer le traitement de ce qu'on appelle le *catarrhe pituiteux*, il conviendrait de savoir d'où viennent les crachats que rendent les malades.

Crachats du larynx.

Plusieurs fois dans la laryngite les crachats ont été petits, arrondis, perlés, visqueux, de couleur cendrée ; ils ont contenu même de petits points sanglans ; ils ont formé de petits grumeaux de la grosseur d'un grain de chénevis, souvent suspendus dans des mucosités plus claires. C'est là le caractère qu'ont souvent les crachats laryngiens. M. le docteur Hervez de Chegoin avait remarqué ce fait, et j'en ai plusieurs fois vérifié toute l'exactitude. Ces crachats sont précisément ceux que Laënnec attribuait à ce qu'il appelait si singulièrement *le catarrhe sec.*

Hémoptysies.

Plusieurs cas d'hémoptysie se sont présentés dans nos salles ; presque toujours elle a été liée à un autre état organique du poumon, et elle en était symptomatique. Seulement elle a quelque fois paru en rapport avec la dysménorrhagie. De tous les cas de ce genre, le plus remarquable, sans contredit, est celui d'une femme de 27 ans, dont le père, la mère et les deux sœurs étaient morts phthisiques. Dès l'âge de 18 ans elle avait eu d'innombrables hémoptysies portées au point de lui faire rendre à la fois deux ou trois livres de sang. Depuis plusieurs années elle allait d'hôpital en hôpital, cherchant une guérison qu'elle ne trouvait pas. Les règles avaient cessé de couler, et il semblait qu'une congestion vers le poumon les remplaçait. Une cause matérielle entretenait ces symptômes ; on trouvait au niveau de chaque fosse sus-épineuse une matité insolite dans le poumon ; celle-ci était accompagnée de résistance au doigt, et cependant la respiration était vésiculaire sur le même point. Il n'y avait pas de râle crépitant ! la voix ne pouvait s'y faire entendre, car la malade était extrèmement enrouée. Lors de son entrée à l'hôpital (le 27 juin), cette femme rendait en 24 heures 8 onces d'un sang d'abord vermeil, puis plus foncé en couleur. Il n'était pas écumeux, et venait cependant des voies aériennes, car les mucosités nasales rendues par le moucher ou le reniflement ne contenaient pas de sang, *et quand la malade était couchée sur le ventre, il ne s'écoulait pas de liquide par les narines ou la bouche.* Les crachats étaient rendus à la suite de la toux, et des gargouillemens se faisaient entendre dans la trachée. A ces symptômes se joignait une fièvre vive et une soif intense.

Une forte saignée, puis des sangsues au nombre de quatre appliquées journellement à la vulve, des boissons froides, n'arrêtèrent pas l'hémoptysie qui trois jours après continuait encore. Alors la ratanhia en poudre et à la dose de trois gros trois fois par jour, fut prescrite, mais la malade ne la prit pas. Le lendemain le médicament fut administré, et le jour même l'hémorrhagie fut suspendue. Dans un grand nombre d'autres cas analogues, la ratanhia avait produit ces heureux résultat.

Cependant la matité persista les jours suivans, il y eut même un épanchement pleurétique à gauche qu'on reconnut par les variations de sonoréité et de matité, en rapport avec les changemens de position du sujet. Sous l'influence d'un large vésicatoire, cette hydro-pleurésie se dissipa en six jours ; mais il n'en fut pas ainsi de l'engorgement du sommet des poumons, et cette femme sortit de l'hôpital le 11

août, en conservant encore la matité qui avait d'abord été reconnue. Il y a tout lieu de croire qu'il s'agit ici d'une apoplexie pulmonaire, et que plus tard on trouvera dans le sommet des poumons des tubercules, et peut-être des masses
noires et dures, de la mélanose enfin, ou mieux encore,
comme l'a si bien prouvé M. Breschet, le principe colorant
du sang déposé et séjournant dans le tissu pulmonaire. Peut-
être aussi que des ulcérations laryngiennes ont ici donné
lieu à l'hémoptysie; l'enrouement continuel conduirait à le
faire croire.

Effets funestes du défaut d'expectoration.

Souvent il a été facile d'observer combien l'expectoration
des fluides formés dans les voies aériennes est importante.
Toutes les fois qu'une toux grasse, accompagnée de râles
dans les grosses bronches, avait lieu, qu'on n'entendait pas
la sortie des crachats de la trachée artère, et par suite leur
déglutition ou leur expuition, et lorsque ce symptôme persistait pendant quelques heures, le péril nous paraissait
pressant. Là lividité des lèvres, l'altération du facies succédaient, et bientôt survenaient l'affaiblissement de la circulation et la mort.

Auscultation à distance des bruits de la trachée.

On néglige trop, depuis la découverte de Laënnec, les
bruits que l'on entend en approchant l'oreille de la bouche
du malade pendant qu'il respire, ou qu'il parle ou qu'il
tousse. On entend par ce mode d'investigation, que j'appelle-
rai *auscultation à distance*, des râles profonds et très déliés
qui se rencontrent dans le commencement de l'asphyxie par
l'écume bronchique. Quelquefois même, dans la pneumonie
centrale, et lorsque la crépitation ne s'entend point à l'oreille
appliquée sur le thorax, on saisit encore ce symptôme, par la
simple audition de la respiration. Lorsque ce râle devient
plus fort et lorsque les bronches se remplissent de crachats

ou d'écume, le médecin peut suivre les progrès du mal et quelquefois y remédier. Ce n'est pas seulement dans le croup que les mucosités épaissies causent la mort, c'est dans toute affection trachéale bronchique ou pulmonaire dans laquelle la sortie des liquides ne s'opère pas. On lit dans la Clinique de M. Andral un cas où un crachat épais bouchait la bronche qui communiquait avec le lobe supérieur de l'un des poumons; la mort fut prompte. Or l'audition simple du bruit que l'air fait en sortant, apprend si les crachats sortent des bronches, montent jusqu'à la glotte ou la franchissent. De là des applications thérapeutiques importantes sur lesquelles nous reviendrons bientôt.

Ajoutons que l'auscultation à distance fait entendre une voix *caverneuse* chez certains phthisiques, dont les poumons contiennent de vastes excavations. Dans le cas d'épanchement pleurétique, elle fait saisir un timbre de voix très semblable à l'égophonie; et, lorsque le poumon est induré, le sons formés par le larynx sont souvent rauques et retentissans, comme dans la bronchophonie.

Auscultations laryngienne et pulmonaire comparées.

L'auscultation médiate des râles trachéaux et laryngiens comparée à celle des poumons eux-mêmes, nous a conduit à des résultats pratiques importans. Quand les poumons, d'ailleurs sonores, ne donnaient pas lieu à des râles, et qu'au contraire on entendait dans le larynx et près de la glotte, dans la trachée, des râles variés, il était évident que les mucosités se trouvaient dans le larynx. Souvent cette comparaison a décidé du traitement, car dans le cas où la maladie était bornée au larynx, nous songions à des saignées locales, à des cataplasmes, à des gargarismes et au silence; et lorsque nous trouvions des râles vésiculaires ou bronchiques, nous pensions aux saignées et aux expectorans. Par cette même comparaison il a été pour nous de toute évidence que les râles sibilant, sonore, roucoulant, etc., entendus dans le thorax, même en arrière, et attribués par Laënnec à une cause existant dans le poumon , sont le plus souvent le résultat de bruits qui ont lieu dans la trachée ou le larynx , et qui se communiquent aux parois thoraciques par la colonne d'air contenue dans les voies aériennes. Pour le prouver il suffit, dans ces cas, d'appliquer le stéthoscope sur le larynx, où le bruit est très fort, et de réitérer cette application sur les parois thoraciques où le même bruit se retrouve , mais d'une manière bien plus faible. Ce ne sont pas là des recherches sans inductions pratiques, car Laënnec établissait des indications thérapeutiques sur la théorie qu'il se formait de la présence de mucosités visqueuses dans les bronches ; et si, comme cela paraît certain, c'est dans le larynx que ces bruits sont souvent produits, le traitement indiqué par Laënnec cesse d'être rationnel dans plus d'un cas.

État des poumons et des bronches chez les cadavres.

Le plus grand nombre des malades qui ont succombé à la clinique avaient les poumons très volumineux, et remplissant toute la cavité thoracique. On prit , en général, le soin d'enlever la trachée et les bronches avec ces organes , et de les comprimer avant d'intéresser leur substance. Or, on a vu dans tous les cas qu'il était fort difficile de les faire revenir complètement sur eux-mêmes. En même temps il s'écoulait par les bronches dans la trachée , ou par les petites divisions bronchiques dans les plus grosses , des mucosités écumeuses , variables en viscosité. A mesure qu'elles sortaient le poumon s'affaissait. C'était des parties de l'organe les plus déclives dans le coucher sur le dos qu'on voyait l'écume s'écouler le plus abondamment, et les portions du poumon les plus élevées étaient tout-à-fait affaissées. Les premières étaient crépitantes sous le doigt; celles-ci étaient flasques. Si l'on incisait les points crépitans, il s'échappait en ruisselant une spumosité aqueuse, tantôt colorée, tantôt claire, et la pression la faisait sortir encore avec plus d'abondance. Un des poumons, le droit surtout, était plus affecté que le gauche, et quelquefois même ce n'était que partiellement que l'on trouvait cette lésion.

A côté de cela dans plusieurs cas de choléra, dans un cas de pneumo-thorax, chez une femme cancérée, anémique, les poumons, réduits en apparence au dixième de leur volume, très légers, très sonores, tout-à-fait refoulés vers la colonne vertébrale, non crépitans, étaient mous sous la pression, et si on les comprimait il ne sortait pas d'écume par les bronches ; sur quelques points il est vrai (et c'étaient en général les plus déclives), il y avait un peu de crépitation, mais elle était plus sèche, et on faisait à peine sortir des rameaux bronchiques qui s'y trouvaient de petites quantités d'écume.

Complication de l'asphyxie et de la syncope.

Ces faits, entièrement confirmatifs de ceux qui ont été publiés dans le procédé opératoire et dans le Mémoire sur l'asphyxie par l'écume bronchique, prouvent encore que la mort par syncope, dans laquelle, lors de l'ouverture du thorax, le poumon est vide d'écume et contient peu d'air, peut se compliquer avec celle par l'asphyxie de l'écume bronchique, où le poumon ne s'affaisse pas, et où les spumosités retiennent dans les vésicules beaucoup d'air qui y devient irrespirable.

Le râle crépitant est loin d'être un signe certain de pneumonie.

Dans tous les cas où la crépitation sous le doigt se retrouvait dans les poumons des cadavres, il était facile d'imiter le râle attribué par Laënnec exclusivement à la pneumonie. Le stéthoscope étant appliqué sur le poumon par son extrémité évasée, et l'oreille étant placée sur l'opercule, il suffisait de la moindre pression exécutée entre les doigts sur les portions de poumon situées au-dessous de l'instrument, pour faire entendre le râle crépitant parfait. Cependant il était évident que le poumon qu'on avait sous les yeux et qu'on touchait, n'était point atteint de pneumonie, et il est sûr que pendant la vie et lors des mouvemens inspirateurs, il devait produire le même son ; seulement il y avait toujours, dans ces cas, de l'écume dans les vésicules. Qu'on ne pense pas que nous confondions le râle muqueux ou sous-muqueux de Laënnec avec le râle crépitant, car nous auscultions de la même manière des portions de poumon véritablement atteintes de pneumonie au premier degré, et un bruit absolument analogue était produit. Il est donc vrai que la crépitation, quelque ténue qu'elle soit, n'indique pas toujours la pneumonie, et qu'il suffit d'écume dans les vésicules pour produire ce bruit.

Indications dans les affections aiguës des voies aériennes.

Dans le traitement des affections aiguës des voies aériennes, nous avons eu en vue deux points capitaux : 1° la quantité de sang et l'état de la circulation dans les poumons ; 2° la présence des mucosités dans les voies aériennes. Entrons dans quelques considérations pratiques sur ce sujet.

Con estions sanguines du poumon.

Chez plusieurs de nos malades, robustes, atteints de fièvre vive, la poitrine résonnait peu, et présentait moins d'élasticité qu'à l'ordinaire ; en même temps le stéthoscope faisait à peine entendre la respiration ; il n'y avait pas de râle. C'était comme sur les poumons de cadavre qui ne contiennent point d'écume, mais qui sont rouges et gorgés de sang, sans cependant être splénifiés ou hépatisés ; en même temps le cœur et le foie étaient volumineux. C'était là l'hypérémie simple de M. le professeur Andral, ou la simple congestion pulmonaire, il n'y avait pas alors de liquide dans les vésicules. De copieuses saignées rendaient *sur-le-champ* au poumon le son qu'il n'avait plus et la respiration qui lui manquait. Ce n'est pas sur un seul malade que cela eut lieu, c'est sur une vingtaine au moins. La fièvre tombait, la chaleur cédait, la respiration devenait facile, le lendemain le malade était guéri.

Pneumonies.

Ailleurs à ces symptômes venaient se joindre des râles variables ordinairement crépitans ; alors comme de la matité

et souvent de la résistance au doigt se rencontraient avec la
crépitation, et que d'ailleurs les signes physiologiques ou anatomiques de la phthisie pulmonaire manquaient, nous consi-
dérions ces cas comme une hypérémie franchement inflammatoire : c'était là pour nous la pneumonie aiguë, et nous in-
sistions alors sur les saignées générales.

Pneumonies secondaires à d'autres affections.

Lorsque les symptômes locaux d'une pneumonie se joignaient à d'autres maladies qui avaient exténué le malade,
lorsque le sang était peu abondant, les veines vides, le pouls
faible, le cœur et le foie petits, la face pâle, alors nous étions
très réservés sur l'emploi des saignées; de larges vésicatoires,
ou dans certains cas (lorsqu'il y avait du râle) le tartre stibié
étaient mis en usage. Lorsque des tubercules nombreux, et surtout un dévoiement continuel et abondant coexistaient avec
la pneumonie, nous étions encore réduits à l'emploi douteux et souvent inutile des dérivatifs extérieurs.

Distinction entre les diverses espèces de pneumonies.

Du reste, parmi les affections appelées généralement pneumonies, nous distinguions avec soin plusieurs états fort différens sous les rapports pathologiques et thérapeutiques : 1° la
pneumonie aiguë, franche, débutant vivement, primitivement, attaquant brusquement, chez des sujets robustes ou
sanguins, un seul ou les deux côtés, se manifestant quelquefois dans des parties non déclives lors du coucher sur le
dos, et coexistant le plus souvent avec un état plastique de la
sérosité du sang; 2° la congestion hypostatique, marchant
lentement, obscurément, augmentant peu à peu, se décla-
rant chez des sujets affaiblis par l'âge ou la maladie, constamment à la partie basse du poumon (le coucher ayant
lieu sur le dos), et s'élevant peu à peu à une plus grande hauteur dans la poitrine, et dans laquelle le sang n'était pas toujours plastique. A cette variété se rapporte aussi celle qui est
la suite d'une lésion du cœur ou des grands centres circula-

oires ; 5° la pneumonie lobulaire, circonscrite, se dessinant d'une manière obscure, affectant souvent le centre du poumon, donnant lieu à une matité difficile à reconnaître, accompagnée souvent de peu de râles, succédant à la phlegmasie profonde, à la suppuration d'autres organes, et dans laquelle, lors de l'ouverture, on trouvait quelquefois de petits abcès entourés de tissu hépatisé ou splénifié.

Traitement dans les diverses espèces de pneumonies.

La première de ces variétés nous paraissait réclamer les saignées générales et les boissons aqueuses à haute dose, ainsi que les saignées locales et les vésicatoires. Dans la seconde nous cherchions à faciliter la circulation par des saignées, à changer fréquemment la position du sujet pour prévenir les congestions hypostatiques ; quelquefois nous ajoutions à ce traitement une médication tonique, et pour la dernière variété nous songions surtout, comme dans la pneumonie à la suite de la métrite chronique, à dissiper autant que possible par des injections ou par d'autres moyens, la stagnation du pus dans les organes où elle avait lieu, et nous combattions en même temps par des exutoires suppurans et par des boissons abondantes les noyaux pneumoniques que nous soupçonnions.

Résultats de ce traitement.

L'influence de ce traitement fut heureuse, car sur une trentaine de ces pneumonies appartenant à la première variété, nous n'avons perdu que deux sujets ; l'un portait une hépatisation grise du poumon, et il fut apporté à l'hôpital après huit jours de maladie ; l'autre était une femme de 47 ans, fort cassée et très faible, qui, malade aussi plusieurs jours avant d'entrer à l'hôpital, succomba promptement (et avant qu'on ait pu administrer le tartre stibié) par suite de l'accumulation de mucosités dans les bronches. Chez tous les autres malades les saignées réussirent quelquefois au moment même, ou en quelques heures, d'autres fois du jour au lendemain, à rendre du son et de la respiration au poumon , de sorte qu'il était incontestable que ce moyen puissant avait eu la plus grande efficacité. Ces saignées furent fortes, mais pratiquées dans le principe ; elles ne furent pas réitérées les jours suivans ; et le régime, dès que les accidens se dissipaient, cessait d'être sévère.

Quant aux cas de pneumonies hypostatiques , cette affection était souvent secondaire, et il y avait presque toujours quelque lésion d'organe au-dessus des ressources de l'art qui y était liée; c'est dire que nous en avons vu mourir plusieurs.

Nous avons perdu un homme atteint de pneumonie centrale et lobulaire. Nous parlerons plus loin de ce malade, dont l'affection datait de huit jours avant son entrée, et chez lequel la nécropsie démontra qu'à l'époque où il nous fut confié , aucun traitement n'aurait pu réussir.

Présence de fluides variés dans les conduits aériens.

La présence de fluides dans les voies aériennes, quelle que fût leur nature, nous a paru exiger toute attention. A elle seule, quelque lésion primitive qui existât, et lorsque des efforts de toux étaient impuissans pour faire sortir ces corps devenus étrangers, elle a constitué un symptôme grave. Dans deux cas elle a fait pronostiquer une mort prompte à laquelle les élèves étaient loin de s'attendre. Dans l'un , il s'agissait d'une vieille femme, salle Notre-Dame, nº 9, qui portait une pneumonie au deuxième degré , et chez laquelle l'expectoration n'avait pas lieu après la toux ; et dans l'autre, de cette femme avancée en âge citée plus haut, et dont les poumons étaient à l'état d'hépatisation grise.

Influence de la position du malade sur l'expectoration.

Toutes les fois que des râles existaient et que les crachats étaient rendus avec difficulté, nous songions aux expectorans. La position du malade a été une chose importante à observer. L'expectoration chez un homme affaibli, quand il est couché sur le dos, est presque impossible , elle devient facile aussitôt que l'attitude est assise et *que la tête est forte-*

ment fléchie sur la poitrine. La connaissance de ce fait, qui pourrait d'abord paraître vulgaire, mérite peut-être qu'on y insiste, parce qu'elle conduit à des résultats pratiques, et d'une application fréquente.

Première observation relative à l'expectoration facilitée par la position.

Lors de l'épidémie du cholera, Petit, l'un des employés de la Salpétrière, homme jeune, robuste et pléthorique, après avoir éprouvé quelques symptômes gastro-intestinaux, qui avaient présenté quelques-uns des caractères de l'épidémie régnante, sans qu'il y ait eu cependant de grandes pertes de liquide, fut pris presque subitement d'une extrême difficulté de respirer; en même temps une toux grasse avait lieu; elle n'était point suivie d'expectoration; on entendait encore un râle trachéal très bruyant et à très grosses bulles, et il semblait que des crachats se trouvant en abondance à l'ouverture de la glotte, gênaient le passage de l'air. La face était d'un rouge violacé, tuméfiée, les lèvres livides; le poumon en arrière donnait lieu, par la percussion, à une matité remarquable, avec *peu* de résistance au doigt. On entendait à peine la respiration, qui d'ailleurs n'était point accompagnée de râles bronchiques ou véiculaires. Le cœur était très gros, le foie volumineux, le pouls dur, les artères larges, les veines pleines; la suffocation paraissait imminente et la mort prochaine.

Tous ces désordres furent attribués à la présence de crachats obstruant en partie la glotte. Il était évident que les efforts d'expiration étaient insuffisans pour les faire rejeter. Alors Petit fut placé sur son séant et soutenu par plusieurs élèves; *la tête fut fortement fléchie sur la poitrine;* on exhorta le malade à faire de nouveaux efforts, et à employer à cette opération toutes les forces dont il était capable, et toute l'énergie de sa volonté. Ce conseil fut exécuté, et aussitôt trois crachats visqueux, transparens, contenant de grosses bulles d'air remplissant le fond du crachoir, furent rendus en quelques secondes. À l'instant la respiration se rétablit et les râles trachéaux cessèrent. Tous les accidens qui mettaient actuellement la vie du malade en péril se dissipèrent. Une saignée fut pratiquée pour remédier à la congestion du cœur, des poumons et du foie; elle fut portée très loin parce que les forces du malade le permirent; pendant qu'on la pratiquait le son du thorax et la respiration revinrent à leur type normal, le cœur et le foie diminuèrent de volume, et la convalescence fut si prompte que Petit passa presque subitement de la maladie à la santé. M. Bergeon, alors interne de M. Rostan, et qui momentanément se trouvait dans le service dont j'étais chargé, témoin de ce fait, se propose de publier cette observation avec détail.

Deuxième observation du même genre que la précédente,

Laloi, boulanger, âgé de 35 ans, robuste et pléthorique, entra le 18 mai à la clinique de la Pitié. Une pleuro-pneumonie existant des deux côtés en arrière, mais plus marquée à droite, présentant d'ailleurs tous les signes anatomiques et physiologiques de l'inflammation aiguë des poumons, est traitée par deux saignées d'une livre et demie chacune, par trente sangsues et un vésicatoire sur le côté, sans que les forces tombent; bientôt diminution dans la matité et dans l'aspect sanguinolent des crachats. Des boissons sont données à haute dose. Les crachats sont expectorés avec peine; ils paraissent écumeux, et les bulles de cette écume sont petites. Le soir de la dernière saignée, le cinquième jour de la maladie, huit grains de tartrite antimonié de potasse sont donnés dans une petite quantité d'eau, et à doses fractionnées; mais en même temps on continue l'usage des boissons.

Le lendemain, 20 selles, et l'on n'a pris cependant que les deux tiers de la potion stibiée; nuit agitée, moins de matité dans le thorax, mais partout du râle muqueux dans le thorax, et un râle trachéal bruyant, toux continuelle sans expectoration, face livide, pouls faible et déprimé, lèvres violacées, volume augmenté des cavités droites du cœur.

Pendant la visite on a recours aux mêmes moyens que pour

Petit, et cela avec le même succès ; des crachats très-nombreux et très écumeux sont rendus par suite de la position assise et de la flexion de la tête en avant, et les élèves ainsi que l'infirmier qui y mirent beaucoup de zèle , parvinrent à en faire rendre dans la journée de grandes quantités.

Pour arrêter le flux de liquide dans la trachée et les intestins, privation complète de boissons, vésicatoire de six pouces sur la poitrine.

Le septième jour de la maladie il y a encore un grand nombre de selles, la matité du thorax diminue , la respiration fait entendre quelques râles.

Amélioration successive et graduée pendant les deux jours suivans , et convalescence rapide, car une semaine après ces graves accidens, le malade mangeait les trois quarts.

Dans un cas d'entérite typhoïde , en ville , M. le docteur Hedelhofer et moi avons vu la sortie des crachats provoquée par la position assise , par la flexion de la tête , avoir non moins d'utilité, et je pourrais citer plusieurs autres faits du même genre , recueillis à la clinique ou dans ma pratique particulière.

Emploi des antimoniaux lors de la présence des mucosités dans les bronches.

Toutes les fois que des mucosités abondantes existaient dans les bronches, et surtout dans les vésicules, et que l'expectoration se faisait mal, lorsque d'ailleurs les saignées avaient remédié à la congestion, ou que la sonoréité du thorax et le faible volume des organes nous dissuadait de la pratiquer, nous avions recours à des expectorans, parmi lesquels le tartre stibié et le kermès tenaient le premier rang. Nous n'étions même pas arrêtés toujours par la phlegmasie gastro-intestinale coexistante, parce que de deux maux il faut éviter le pire, et que le pire pour le malade, c'est d'être suffoqué. Souvent ce moyen a très bien réussi, mais jamais d'une manière plus manifeste que dans le cas suivant :

Observation de succès remarquable à la suite de l'emploi
du tartre stibié.

Un homme de cinquante-cinq ans, mais plus vieux que ne
le comportait le nombre de ses années, entra à l'hôpital dans
les premiers jours d'octobre. Il était au sixième jour d'une
pneumonie à gauche, caractérisée par la matité et la résistance au doigt, par la bronchophonie, la respiration bronchique, et par des crachats visqueux en fort petite quantité,
très adhérens, et d'une couleur jus de pruneaux. Cette dernière circonstance nous faisait craindre que la pneumonie
ne fût parvenue au troisième degré, car nous avons souvent
vérifié l'exactitude des recherches de M. le professeur Andral
sur ce sujet. De fortes saignées diminuèrent notablement la
matité thoracique ainsi que les autres symptômes, mais un
râle muqueux se manifesta dans presque toute l'étendue de
la poitrine, le pouls faiblit, la face devint d'une pâleur livide,
et tout annonçait que des mucosités s'accumulaient dans les
voies aériennes.

Huit grains de tartre stibié furent administrés à doses fractionnées et répétées dans une petite quantité de véhicule ; un
dévoiement considérable survint, l'expectoration s'établit,
des crachats contenant beaucoup de bulles d'air très petites,
et présentant d'ailleurs les caractères de la pneumonie, furent trouvés au fond du vase. Bientôt les symptômes du côté
du poumon se dissipèrent graduellement ; la diète et des boissons gommeuses arrêtèrent la diarrhée, et la guérison fut
complète.

Nous n'avons pas employé à la Pitié l'oxide blanc d'anti-
moine, parce que dans deux cas, à la Salpêtrière, nous avions
vu ce médicament, donné à des doses assez faibles, occasioner,
des symptômes gastro-intestinaux fort graves, et que, chez une
de ces malades, lors de la nécropsie, l'inflammation de la
membrane muqueuse digestive était évidente sur plusieurs
points de l'étendue de celle-ci.

C'est sur des signes anatomiques qu'il faut, autant que possible, fonder les indications thérapeutiques.

Si d'autres observateurs parvenaient aux mêmes résultats que ceux qui ont été obtenus à la clinique de la Pitié, on arriverait à établir sur des signes anatomiques et positifs l'indication des saignées et des expectorans. Les premières seraient réservées pour les cas où il y aurait les caractères plessimétriques, stéthoscopiques et fonctionnels de la congestion sanguine ; les seconds, et surtout le tartre stibié, seraient indiqués lorsque la réunion de ces moyens de diagnostic et de l'audition simple des bruits respiratoires démontrerait l'existence de liquides dans les voies aériennes; et la réunion de ces deux ordres de faits conduirait à combiner les deux méthodes de traitement. Efforçons-nous à tirer la thérapeutique de ses langes. Ce n'est pas en faisant de l'empirisme guidé par un diagnostic imparfait que nous y parviendrons. Non, étudions bien d'abord l'état organique et les signes qui le rendent évident, ce n'est qu'alors, et lorsque nous aurons bien spécifié les cas, que nous pourrons apprécier l'action des médicamens ; c'est alors seulement que nous pourrons compter, et c'est, nous le savons, ainsi que veulent compter les bons observateurs. Ce que l'on appelle empirisme est une route incertaine dans laquelle errent des aveugles.

Tubercules pulmonaires.

Les cas de tubercules pulmonaires qui se sont présentés à la Pitié, ont offert de l'intérêt sous le rapport de la nature, du diagnostic, des complications et du traitement de ces lésions organiques.

Mode de formation des tubercules pulmonaires.

Sous le rapport de la nature des tubercules, le fait cité dans la *Lancette* par M. Balme Dugaray (14 juin 1832) mérite d'être rappelé. Sangelas, homme athlétique, âgé de 28 ans, jouissant avant d'une santé parfaite, est tout-à-coup atteint des symptômes de la fièvre inflammatoire. On lui pratique en ville une saignée. Entré à l'hôpital sept jours après, il meurt le dixième jour, et alors on trouve dans les poumons, et plutôt au centre qu'à la circonférence, d'innombrables foyers contenant : les uns une substance très analogue à la couënne inflammatoire du sang, les autres un fluide semblable à du pus consistant, et les autres enfin, des productions qui ne différaient en rien des tubercules. Ces foyers auraient pu contenir un grain de chenevis. Du tissu pulmonaire, atteint de pneumonie au premier ou au deuxième degré, les entourait, et il semblait que l'œil pouvait suivre, en comparant entre elles ces diverses productions anormales, l'endurcissement de la couënne et du pus jusqu'à la consistance tuberculeuse. Il y avait du reste deux tubercules plus durs et plus anciens, et une petite caverne chacune du volume d'un gros pois au sommet du poumon droit.

M. le professeur Andral a cité deux cas de mort à la suite de la phthisie; dans l'un le malade périt en trois semaines, et dans l'autre en trente-cinq jours. Il s'agissait probablement dans ces cas de ramollissement de tubercules préexistans. Chez notre malade, qui périt en dix jours, on a pour ainsi dire assisté à la formation d'innombrables tubercules, suites évidentes d'une pneumonie qui a causé la mort. Il semblerait difficile d'admettre que dans ce cas les tubercules n'aient pas été la suite de la phlegmasie du poumon. Toutefois, avouons qu'il y a eu ici une forme spéciale de la pneumonie; que celle-ci était lobulaire ; que du tissu pulmonaire sain séparait les petites masses de parenchyme enflammé au centre desquelles se trouvaient les foyers d'apparence couënneuse, purulente ou tuberculeuse; qu'il y avait une petite caverne dans le poumon droit, et que la résorption du pus contenu dans celle-ci pouvait bien avoir eu quelque influence sur la forme de cette pneumonie. Notons ici que l'expectoration avait été nulle, et que des foyers multipliés se trouvèrent dans les poumons. Tout porte à penser que ceux-ci furent la conséquence des crachats qui séjournèrent dans les vésicules bronchiques, et y subirent des altérations successives.

Premier degré du cancer du poumon.

Le fait suivant peut être avantageusement rapproché de celui-ci. Une vieille femme mourut récemment à la Salpêtrière des suites d'un fongus cancéreux qui avait atteint la paupière supérieure droite. Des fongus semblables se retrouvèrent à la mort, l'un près de l'orifice pylorique de l'estomac, l'autre naissait du fond de l'utérus, et un polype vésiculaire existait sur le cornet moyen des fosses nasales. Une pneumonie avait hâté la mort de cette femme. Le poumon gauche, près de sa racine, dur, pesant, non crépitant, présentait une coloration d'un blanc grisâtre; ce n'était pas la teinte de l'hépatisation grise, mais bien plutôt celle du squirrhe; les marbrures noires du poumon étaient conservées. Un peu de fluide se retrouvait dans les aréoles pulmonaires. Sur certains points il avait l'apparence de la colle de poisson à consistance de gelée, et par la pression il sortait de quelques bronches avec cette apparence. Un degré de consistance de plus aurait donné à toute cette portion du poumon l'aspect squirrheux. Il aurait peut-être suffi pour cela de quelques jours de vie de plus. Chez cette femme cancérée la pneumonie chronique avait pris la forme et l'apparence du cancer. M. le docteur Sichel, qui s'occupe avec beaucoup de succès des maladies des yeux, a disséqué cette pièce anatomique avec le plus grand soin.

Tubercules chez des vieillards à la suite de la pneumonie hypostatique.

Sur sept ou huit nécropsies faites à la Pitié, dans lesquelles se rencontrèrent des tubercules, deux eurent lieu sur des cadavres de vieillards. Nous en avions aussi trouvé à la Salpêtrière plusfréquemment qu'on n'aurait pu s'y attendre chez des gens âgés. C'était surtout vers la partie du poumon déclive dans le coucher sur le dos qu'on les rencontrait, et par conséquent dans les mêmes parties où a lieu la pneumonie hypostatique. Celle-ci coexistait chez ces sujets, datait de plusieurs semaines, quelquefois de plusieurs mois, était souvent parvenue au deuxième degré sur quelques points, au troisième dans d'autres, et elle semblait avoir été la cause productrice des tubercules, si rares à un âge avancé.

Valeur relative des signes anatomiques dans la phthisie.

Sous le rapport du diagnostic, nous avons trouvé chez nos malades phthisiques l'ordre suivant dans la valeur relative des signes anatomiques : 1° la matité et la résistance au doigt qui faisaient juger à coup sûr que le corps qu'on percutait dans le thorax était solide et dur. Dans un cas où l'un des poumons était seul malade, on limita à l'extérieur avec une grande précision, sanctionnée par la nécropsie, les endroits où la lésion commençait et ceux où le poumon était sain. 2° le gargouillement qui, dans tous les cas, a annoncé d'une manière positive l'existence de cavernes; 3° le bruit humorique de la percussion, qui s'est rencontré dans trois cas, et que la nécropsie a démontré être en rapport avec des cavités dans le poumon; 4° la respiration et la toux caverneuses qui ont été aussi entendues dans des cavernes; 5° la bronchophonie et la pectoriloquie enfin; mais celles-ci ont été bien moins certaines, car la première avait souvent lieu quand les poumons n'étaient pas indurés, et on a pu saisir la seconde quand il n'existait pas de cavernes, et lorsque des bronches d'un certain calibre étaient entourées par du tissu pulmonaire consistant. Déjà M. le professeur Cruveilhier avait dit que la pectoriloquie pouvait se faire entendre dans l'hépatisation du poumon, et plusieurs faits portent à croire que c'est surtout lorsque les cavernes sont entourées d'une masse indurée que la voix arrive à l'oreille de la manière la plus parfaite.

Diagnostic de la pneumonie centrale.

Chez Sangelas, la percussion fit diagnostiquer, sinon les tubercules, du moins que la pneumonie était centrale, et voici comment : La percussion médiate du thorax en arrière, exécutée légèrement, donnait au doigt de la sonoréité et de l'élasticité, donc il y avait là de l'air ; mais, faite avec force, elle obtenait de la matité et un certain degré de résistance au doigt, donc, profondément, le poumon était plus dur. L'auscultation et l'expectoration avaient été ici en défaut, car on ne put bien saisir le râle crépitant profond qu'on soupçonnait et qu'on recherchait avec soin, et les crachats étaient nuls. On a vu précédemment quel fut le résultat de cette nécropsie.

Complications de lésions variées avec les tubercules.

Sous le rapport des complications, nous citerons d'abord plusieurs cas de pneumonie qui ont frappé les parties du poumon qui entouraient les masses tuberculeuses, et qui tantôt cédaient à des antiphlogistiques, tandis que d'autres fois elles laissaient à leur suite un engorgement plus considérable que celui qui existait d'abord (fait de plus à l'appui de l'opinion qui consiste à voir souvent dans les tubercules un effet de l'irritation phlegmasique). Nous noterons encore plusieurs épanchemens pleurétiques parmi lesquels il y en eut de traités avec succès ; un cas de pneumo-thorax sur lequel nous reviendrons plus tard ; une angine d'apparence diphtérique présentant ensuite de nombreuses ulcérations de la membrane buccale chez un sujet dont les intestins présentaient des lésions analogues ; des entérites tuberculeuses et revêtissant la forme cholérique de l'épidémie régnante ; la tympanite intestinale hâtant la mort, et combattue avec succès dans un cas par le cathétérisme du rectum ; une hypertrophie de la substance jaune du foie (Andral), avec une ascite consécutive reconnue dès le début par la percussion médiate ; un ramollissement cérébral enfin dont nous parlerons plus tard.

Traitement des phthisiques à la Pitié.

Le traitement a été dirigé de la manière suivante : D'abord nous songions à combattre les pneumonies avec énergie, per-

suadés que nous étions qu'en les négligeant, à quelque faible
degré quelles fussent, nous ne nous opposions pas à la formation possible des tubercules. Il y a tout lieu de penser que
si Sangelas avait été abondamment saigné les premiers jours,
et que si l'on avait alors provoqué l'expectoration, la maladie
n'aurait pas suivi la marche terrible qu'elle a prise ensuite.

Cas où il n'y avait que de la matité.

Quand il n'y avait que de la matité, de quelque époque
que datassent les symptômes fonctionnels, si les forces et l'é-
tat des digestions le permettaient, on tentait les saignées
générales et locales, les vésicatoires; on administrait aussi
avec beaucoup de précautions l'eau iodée à la dose d'un
grain par pinte, mais on n'en a tiré aucun parti. Certes on
n'oserait pas affirmer avoir guéri de tubercules à l'état cru,
mais on peut assurer que dans quatre cas les symptômes
généraux de la phthisie commençante, fièvre nocturne,
sueurs, dévoiement, toux, crachats striés desang, etc., existans
déjà depuis plusieurs semaines, et joints à de la matité dans
le lobe supérieur de l'un ou des deux poumons, ont cédé aux
saignées générales et aux vésicatoires, et que les malades sont
sortis en apparence guéris, et ne présentant plus la matité
qu'on avait d'abord reconnue.

Indications relatives aux saignées dans la phthisie.

Ce qui du reste nous guidait dans l'emploi des évacuations
de sang chez les phthisiques, ou réputés tels, c'était le degré
de possibilité où se trouvait le malade de pouvoir ultérieurement réparer le sang que l'on faisait perdre. Si la digestion
s'exécutait encore, et si la diarrhée n'existait point, nous
étions assez hardis dans l'emploi des antiphlogistiques; mais
si ces symptômes avaient lieu avec quelque ténacité, nous nous
donnions garde de soustraire des fluides indispensables à la
vie et qui n'auraient pu être réparés.

Il en fut surtout ainsi d'un malade couché salle Saint-Joseph, n° 12, et qui, toussant depuis plusieurs mois, sortit après quelques semaines de séjour dans l'hôpital.

Cas où le ramollissement des tubercules paraissait avoir lieu.

Lorsqu'à la matité se joignaient des râles, et la présence de mucosités ou de matières tuberculeuses ramollies dans les bronches, on employait, lorsque l'état du tube alimentaire le permettait, le kermès, l'oximel scillitique, ou toute autre préparation du même genre. A plus forte raison agissait-on ainsi lorsque de vastes cavernes existaient dans le poumon. L'extrait aqueux d'opium et le sirop diacode rendaient quelquefois l'expectoration plus facile. La thériaque arrêta souvent la diarrhée symptomatique, et dans un cas l'acétate de plomb, dont M. le professeur Fouquier a quelquefois tiré un excellent parti à l'intérieur, administré en frictions à l'extérieur, a supprimé les sueurs. Ce fut, il est vrai, sans résultat avantageux pour la malade, car les symptômes thoraciques et la diarrhée devinrent plus intenses.

Emploi du sulfate de quinine comme antipériodique.

Chez deux malades les paroxismes *de la fièvre continue* des phthisiques imitaient un accès d'une fièvre quotidienne. Le sulfate de quinine fut administré; il ne prévint pas leur retour. Dans d'autres cas analogues, observés antérieurement, nous avions été plus heureux, et les accès avaient été suspendus pendant quelques jours.

Beaucoup de phthisiques doivent être alimentés.

L'état du tube digestif nous a paru devoir régler l'emploi de l'alimentation. Quand la digestion se faisait bien, et qu'il n'y avait pas de dévoiement, nous donnions aux phthisiques du quart aux trois quarts de la ration des hôpitaux; et quant à la nature des alimens, nous choisissions ceux qui, dans l'état de santé, se digéraient le mieux. Nous n'avons pas eu à nous repentir du peu de sévérité que nous avons mis dans ce régime. Tout au contraire, nous avons vu des malades rester long-temps dans un état stationnaire, qui seraient morts beaucoup plus tôt s'ils n'avaient pas été nourris, et souvent le dévoiement n'a pas empêché que nous donnassions des alimens en petite quantité. Nous les permettions toutes les fois que la diète, continuée pendant deux ou trois jours, n'arrêtait pas les selles. En permettant alors l'alimentation légère, nous avions surtout en vue deux choses : d'abord de suppléer autant que possible aux grandes évacuations qui avaient lieu, et ensuite de rendre moins active l'absorption du pus des cavernes que le vide de l'appareil circulatoire doit nécessairement rendre plus facile (Magendie).

Pleurésies.

Plusieurs cas de pleurésie ont été observés à la Pitié. Dans la plupart d'entre eux, il n'y avait que la toux qui pût faire croire que le poumon participât à la souffrance de la membrane qui le recouvre.

Cas nombreux où l'on a recannu par la percussion médiate le déplacement du liquide.

Dans le plus grand nombre de ces cas le déplacement de l'épanchement par les changemens de position du sujet fut démontré par la percussion médiate. Chez un de ces sujets, où l'épanchement était considérable, le déplacement, très prompt les premiers jours, se fit beaucoup moins rapidement plus tard. On en déduisit la conséquence que des adhérences s'établissaient entre les plèvres costale et pulmonaire, et mettaient obstacle au changement de position du liquide. De là un pronostic avantageux. La diminution dans la hauteur et dans la matité de l'épanchement, bientôt suivie de la guérison, ne se fit pas long-temps attendre.

L'égophonie est loin d'être un signe aussi certain et aussi constant qu'on le croit généralement.

Dans la plupart de ces cas l'égophonie manqua, ou ne fut

pas pure ; elle n'eut lieu que chez les sujets à voix grêle ; et quelques femmes, dont la voix avait naturellement ce dernier caractère, bien qu'elles n'eussent pas d'épanchement thoracique, présentaient l'égophonie lorsqu'on portait l'oreille sur les parois du thorax. Les hommes à voix forte et mâle n'offraient pas ce symptôme dans la pleurésie ; quelquefois seulement on entendait, en les faisant parler, la voix de polichinelle. On exagère en général la valeur de l'égophonie comme signe des épanchemens pleurétiques, et il est un autre caractère stéthoscopique sur lequel on n'insiste pas assez ; ce caractère est le suivant :

Autres signes stéthoscopiques d'une grande importance.

L'auscultation de la poitrine, au-dessous du niveau de l'épanchement dans la pleurésie, pour peu qu'il soit considérable, ne fait pas entendre de respiration. Si on change alors le sujet de position, de telle sorte que le liquide glisse vers un autre point du thorax, la respiration vésiculaire reparaît là où il était impossible de la saisir. Celle-ci cesse de nouveau aussitôt qu'on a replacé le malade dans sa première attitude.

Application des faits précédens à la coexistence des affections du poumon et de la plèvre.

La connaissance de ce fait peut aussi conduire à juger de l'état du poumon situé au-dessous d'un épanchément pleurétique. Pour cela, il suffit de faire déplacer l'épanchement en changeant l'attitude du malade, et d'ausculter dans l'intention de savoir si l'on entendra alors la crépitation, des râles muqueux, la bronchophonie, etc. N'oublions pas cependant qu'une portion de poumon comprimée par un épanchement pleurétique, et qu'on vient à dilater par l'insufflation, fait entendre un bruit très semblable à la crépitation de la pneumonie, et cela, bien qu'il n'y ait aucun liquide dans les voies aériennes. (Du procédé opératoire à suivre dans la percussion médiate, p. 83)

Indications. dans la pleurésie aiguë.

Le traitement de la pleurésie aiguë sur des sujets robustes nous a paru reposer sur les indications suivantes : 1° remédier à l'état plastique du sang qui favorise ou détermine la formation des membranes accidentelles ; de là l'emploi des saignées générales et des boissons aqueuses; 2° combattre l'irritation locale, et dans cette intention, avoir recours à des applications nombreuses et réitérées de sangsues; 3° chercher plus tard à établir une utile dérivation, et par suite de cette idée, appliquer sur le côté douloureux des vésicatoires dans une grande largeur; 4° chercher, à cette période de la maladie, à soustraire de la sérosité au sang pour faciliter la résorption du fluide épanché; de là la diminution dans la quantité des boissons ingérées et l'application réitérée de ces mêmes vésicatoires, à la bulle desquels on faisait une moucheture pour faire évacuer le liquide et qu'on laissait cicatriser, en même temps qu'au voisinage on en appliquait un nouveau.

Chez les sujets qui avaient peu de sang, on était beaucoup plus réservé sur l'emploi des saignées; il en était surtout ainsi chez les individus où la pleurésie paraissait être symptomatique d'une lésion grave et au-dessus des ressources de l'art.

Résultat de ce traitement. Utilité des vésicatoires.

Ce traitement eut les plus heureux résultats. Presque tous nos pleurétiques guérirent avec promptitude. Il aurait été difficile de mettre en doute l'influence des saignées et des vésicatoires, quand du jour au lendemain de leur emploi, on s'assurait par la percussion médiate de la diminution d'un pouce ou deux dans la hauteur du liquide. Nous avons même vu des cas où l'épanchement symptomatique d'une maladie du poumon ou du cœur, a diminué et a même disparu sous l'influence des vésicatoires. Tel fut surtout le cas d'une jeune fille anémique : Simon Marie, âgée de 17 ans, qui n'était pas réglée, portait une induration du sommet du poumon gauche, avait un épanchement pleurétique du même côté ; elle fut soumise, à cause de la décoloration du sang, au tritoxide de fer, eut plusieurs applications de vésicatoires sur le côté, et sortit de l'hôpital après un mois et demi de séjour, n'ayant plus de liquide dans la plèvre, conservant de la matité au sommet du poumon, et ayant repris des forces et de la coloration.

Emploi de la sonde-siphon dans l'empyème.

Nous n'avons pas observé à la Pitié de pleurésie chronique primitive. Dans les cas où elle donnerait lieu à un grand épanchement, on pourrait se servir probablement avec beaucoup d'avantage de la sonde-syphon que nous avons mise en usage pour l'ascite ; mais nous croyons qu'il ne faut, en général, pratiquer l'empyème qu'après s'être assuré par le changement de position du sujet et par la percussion que le liquide change de place, et après avoir constaté par l'auscultation combinée avec le moyen précédent, que le poumon est apte à respirer ; qu'il ne faut pas surtout attendre pour pratiquer l'empyème que des râles et le défaut d'expectoration annoncent que l'asphyxie par l'écume bronchique va survenir.

Des cas d'hydrothorax qui se sont présentés à la Pitié, le seul remarquable est celui d'un jeune homme de 16 ans, qui, atteint d'une angine, et probablement d'une éruption scarlatineuse trois semaines auparavant, arriva le 10 mai à l'hôpital avec un œdème général et une coloration bleuâtre de la face. Le plessimètre fit reconnaître d'une manière très manifeste un épanchement dans les deux plèvres et dans le péritoine. Le déplacement fut ici des plus évidens. Sous l'influence d'une saignée, de frictions alcooliques, de boissons chaudes à petites doses fréquemment réitérées, et d'une chaleur artificielle provoquée par des couvertures chaudes, les signes des épanchemens et de la bouffissure se dissipèrent en six jours.

Etat du cœur sur le cadavre.

Le volume du cœur sur les cadavres des malades qui ont

succombé était singulièrement modifié par le genre et par la promptitude de la mort. Dans l'asphyxie par l'écume bronchique, les cavités droites, et même les gauches, contenaient abondamment du sang noir. Si l'agonie avait été longue, les cavités étaient distendues et souvent amincies ; c'était la dilatation avec amincissement des auteurs. Si la mort était rapidement survenue, la distension était moindre et le cœur plus épais ; c'était quelquefois une nuance, faible il est vrai, de dilatation et d'hypertrophie. Si l'asphyxie par l'écume bronchique avait envahi rapidement la plus grande partie du poumon, les cavités droites étaient extrêmement dilatées, et il n'y avait rien de semblable à gauche. Si l'obstacle au passage de l'air n'avait eu lieu que dans une partie circonscrite des lobes pulmonaires, la dilatation semblait exister à droite et à gauche. Lorsque la mort avait été la suite de l'anémie et de la syncope, les cavités gauches étaient effacées et revenues sur elles-mêmes ; alors les parois, si le sujet avait les muscles du tronc et des membres développés, étaient en même temps épaisses (hypertrophie concentrique) ; si la mort avait été rapide, il y avait en même temps de la dureté dans le tissu du cœur ; si elle avait été lente, le contraire avait lieu. En outre, chez les vieillards, le cœur était (toutes circonstances égales d'ailleurs) plus mou que chez les jeunes sujets.

Expériences sur le cœur des cadavres.

Si l'on prenait un cœur atteint d'hypertrophie concentrique, et si on le pétrissait entre les doigts, si après lui avoir ainsi fait perdre une partie de sa rigidité, on cherchait à le dilater par des tractions et par une distension graduées, on voyait que l'hypertrophie était bien moins marquée en effet qu'on ne l'aurait cru d'abord, et on rendait en partie les dimensions naturelles à sa cavité.

D'un autre côté, en vidant des cœurs dilatés et amincis, ils semblaient ne plus avoir que les dimensions d'épaisseur et de capacité ordinaires. Ces expériences, faites sur l'homme à la Pitié, et depuis à la Salpêtrière, correspondaient entièrement à des expériences et à des observations cadavériques faites sur des chiens qui avaient succombé à diverses espèces de mort violente.

Inductions tirées de ces faits.

Ces faits portent à penser : 1° que la manière dont la respiration s'exécute dans les derniers temps de la vie, a la plus grande influence sur l'aspect du cœur après la mort; que la promptitude ou la lenteur de l'agonie, que les quantités de sang contenues dans l'appareil circulatoire des cadavres ont une influence non moins grande sur l'apparence de dilatation ou de resserrement des cavités du cœur; qu'il est difficile de se faire une juste idée de l'état du cœur avant l'agonie par celui où l'on trouve cet organe lors de la nécropsie; qu'il faut avoir une grande habitude d'examiner le cœur sur le cadavre, comme l'avaient Corvisart et Laënnec, et avoir fait autant d'ouvertures que MM. Andral et Bouillaud, pour distinguer toujours ce qui, dans l'état de dilatation ou dans l'hypertrophie, appartient à l'agonie, et ce qui dépend d'une lésion qui y a préexisté; qu'il faut, même sous le rapport de la dureté et de la mollesse du cœur, avoir égard au genre, à la promptitude de la mort, à la rigidité cadavérique et à l'âge des sujets qu'on examine; que des variations d'une ou deux lignes d'épaisseur peuvent ne point dépendre d'une lésion ancienne et chronique ; que la dilatation avec hypertrophie est un des états du cœur où l'erreur est la moins facile, et qu'un des meilleurs moyens de juger du volume réel de cet organe serait de le peser lorsqu'il est bien vidé de sang, en ayant en même temps égard à la dimension du thorax et au développement des muscles en général.

Variations pendant la vie dans le volume du cœur.

Nos malades ont présenté les plus grandes variations dans le volume du cœur. La gêne de la respiration, les râles dans une grande étendue du poumon en rapport avec des mucosités dans les bronches ou dans les vésicules, étaient promptement suivis de dilatation des cavités droites ; la pléthore occasionnait un accroissemant de volume des cavités gauches. La saignée et le retour de la respiration à l'état normal rendaient au cœur son volume ordinaire. L'appréciation de ces faits ne pouvait guère être sujette à erreur, car puisque les mesures plessimétriques sont si exactes sur le cadavre, pourquoi tromperaient-elles sur le vivant ?

Cas qui nous paraissaient mériter le nom de maladies du cœur.

On ne considérait comme maladies du cœur que celles dans lesquelles les altérations de volume ou de densité, les modifications anormales dans les bruits avaient de la persistance ; et alors la nécropsie venait trop souvent sanctionner le diagnostic. C'est en rapprochant les faits plessimétriques et stéthoscopiques observés sur le vivant de l'examen minutieux des organes des cadavres, que l'on arrivera à des connaissances positives sur les cas morbides de dilatation et de densité du cœur.

Concrétions couenneuses dans le cœur.

En général, plus l'asphyxie était lente, et plus les concrétions couënneuses dans les cavités du cœur étaient épaisses ; nouveau fait à ajouter à ceux de Laënnec pour prouver qu'elles peuvent se former pendant la vie. Chez une malade de la Salpétrière où le bruit de soufflet dans le cœur et non dans les vaisseaux (Bouillaud) était manifeste, il y avait dans le cœur gauche une production couenneuse très épaisse et très-adhérente, et il n'y avait pas de rétrécissement dans les orifices.

Bruits produits dans les canaux par les liquides qui les parcourent.

Relativement à l'explication des bruits du cœur et des vaisseaux, et à l'appréciation des circonstances qui y donnent lieu, les faits suivans, que M. le professeur Pelletan a bien voulu nous communiquer, méritent toute attention.

Lorsqu'un liquide se meut avec une vitesse quelconque

dans un canal dont la surface interne est lisse, on ne perçoit à l'extérieur aucune espèce de bruit.

Il n'en est pas de même lorsque la surface interne est inégale ou qu'elle présente des saillies plus ou moins prononcées; on perçoit alors à l'extérieur un bruit d'une nature particulière, qui serait assez bien dépeint par l'expression de bruissement.

Lorsque le canal est solide, métallique par exemple, indépendamment du bruit qui peut être perçu à distance, mais qui paraît très fort par une auscultation immédiate ou médiate, on sent encore par l'application du pied ou de la main un mouvement de vibration dans les parois du tuyau.

Ces effets se produisent avec beaucoup d'intensité lorsque le mouvement du liquide est rapide; on les observe très bien dans les tuyaux de cuir ou de toile des pompes à incendie.

Le genre de vibrations que nous venons d'indiquer devient très considérable dans les cas de rétrécissement brusque des canaux, et lorsque le liquide rencontre des obstacles situés en travers du canal.

Les bruits qui se produisent dans des canaux où un liquide circule, se transmettent à une grande distance le long du canal, soit par l'intermède de ses parois solides, soit par la veine liquide elle-même.

Ces faits sont entièrement en rapport avec les résultats des expériences que j'avais faites sur les bruits produits dans les artères. Seulement je ne me suis pas assuré si les tubes dont je me suis servi étaient lisses ou non à leur surface interne. (Procédé opérat., p. 105.) Ils prouvent combien Laënnec avait été induit en erreur, lorsqu'il attribuait à une contraction vitale les bruits qu'il entendait dans les vaisseaux.

Causes organiques des maladies du cœur.

A la Pitié comme à la Salpétrière, des cas assez nombreux d'hypertrophie et de dilatation se sont présentés, où l'on ne trouvait pas dans le calibre des vaisseaux et dans le diamètre des ouvertures du cœur de causes mécaniques capables de produire ces lésions organiques. Il faut avouer, tout en admettant, ainsi que l'ont judicieusement fait MM. Bouillaud et Andral, que l'inflammation du cœur peut, dans certains cas être suivie de la dilatation de cet organe qu'il est bon de tenir compte de quelques causes qui agissent mécaniquement et déterminent ou favorisent cette dilatation : 1° le défaut de respiration dans une partie des vésicules pulmonaires par des mucosités qui les bouchent fréquemment ; de là circulation moins facile, action plus énergique du cœur etc. C'est ainsi qu'un rhume, une pneumonie sont si souvent des causes de maladie du cœur ; et voilà pourquoi on voit à la Salpêtrière tant d'hypertrophies et de dilatations en hiver, quand les bronchites se déclarent, et pourquoi on en rencontre si peu en été. 2° l'obésité et le développement anormal de l'abdomen, qui est plus souvent ici cause qu'effet. Chez ces sujets le diaphragme s'abaisse avec peine, la respiration est gênée, et de là une influence fâcheuse sur l'organe central de la circulation. Rien n'est fréquent, en effet, comme une augmentation de volume du cœur chez les hommes à abdomen volumineux. 3° La longueur et la petitesse des membres ; alors le cœur, pour que la circulation se fasse, doit déplacer une colonne de sang considérable, et qui, refroidie vers les extrémités à cause de la ténuité des membres, est, par cela même, moins apte à circuler. Tel était le cas d'un jeune homme que MM. Bourdois de la Mothe, Hedelhofer et moi nous vîmes en consultation, etc. L'étude de certaines causes qui n'influent pas sur le traitement peut être négligée, mais celle des causes organiques se rallie entièrement à la corrélation des symptômes, et par conséquent est la source de toute bonne indication thérapeutique.

Isochronisme des battemens du cœur et des artères.

Dans un cas, on a eu l'occasion à la clinique de la Pitié de juger de l'isochronisme des battemens du cœur et des artères. Un homme robuste, atteint de quelques symptômes d'entérite typhoïde qui cédèrent à des évacuations sanguines, avait le pouls large, fort, qui ne battait que quarante fois par minute : or, il y avait ici un isochronisme à peu près parfait entre le choc du ventricule sur les parois costales et les pulsations artérielles. Seulement il semblait que le pouls suivît immédiatement le battement du cœur plutôt que d'avoir lieu tout-à-fait en même temps. Chez ce sujet les artères carotides et la pédieuse se dilataient et se resserraient en même temps.

Variations dans les signes stéthoscopiques quand l'état du cœur ne change pas.

Bien souvent les symptômes stéthoscopiques donnés par le cœur variaient d'un jour à l'autre. Il en était ainsi de l'impulsion, de l'étendue, des bruits, du rhythme, qu'une saignée, du repos, des impressions morales, etc., modifiaient promptement; c'était ce que Laënnec avait observé, et c'est aussi l'un des faits qui prouvent le plus que dans beaucoup de cas on ne peut exactement juger par les signes stéthoscopiques des dimensions et de l'épaisseur du cœur. Souvent, en effet, quand l'état organique de ce viscère ne varie pas d'une manière appréciable, les signes stéthoscopiques sont sujets à de grandes anomalies. Il faut donc que ceux-ci n'indiquent pas à coup sûr la disposition physique. La force dans les battemens du cœur décide tout aussi souvent de l'intensité et de l'étendue des bruits cardiaques, que l'hypertrophie et la dilatation des parois ventriculaires ou auriculaires. La mensuration plessimétrique de l'organe central de la circulation donne dans ces cas des résultats toujours identiques quand l'état organique reste le même.

Diagnostic de la dilatation du cœur et de certains cas de pneumonie.

Dans un cas récemment observé, une vieille femme éprouva pendant la durée d'une bronchite des symptômes graves du côté du cœur et de l'appareil circulatoire. Une matité insolite se trouvait à gauche du cœur et s'étendait dans la largeur de 7 pouces, à partir du bord gauche du sternum; plus postérieurement le son redevenait clair. La percussion pratiquée sur le cadavre conduisit aux mêmes résultats, seulement la matité était alors accompagnée de résistance au

doigt. Le râle crépitant observé pendant la vie sur le point où
la matité se trouvait, empêcha de confondre la pneumonie
dont il s'agissait ici avec une hypertrophie du cœur; mais si
cette affection fût arrivée à un tel degré que ce râle n'eût
plus été entendu, comment aurait-on pu parvenir à établir
un diagnostic exact? La bronchophonie existe bien rarement
sur un point aussi éloigné des grosses bronches, et le poumon
induré communique les bruits du cœur. (Laënnec.)

.Voici quelques signes qui, dans des cas semblables, feraient éviter l'erreur. D'abord, s'il s'agissait de l'hypertrophie
du cœur, on entendrait par la percussisn superficielle que le
poumon serait entre le cœur et les parois, et par l'auscultation, que la respiration serait vésiculaire; ensuite, en faisant
coucher le malade sur le côté droit et en arrière, le cœur, en
vertu de son propre poids, s'éloignerait des côtes, permettrait à
une lame plus épaisse de poumon de s'interposer entre elles
et le cœur, la percussion et l'auscultation pourraient alors
reconnaître cette lame pulmonaire ainsi interposée. D'ailleurs la matité reparaîtrait aussitôt que le sujet serait de nouveau couché sur le côté droit ou incliné en avant. S'il s'agissait de la pneumonie, la partie indurée ne cesserait pas, quelle
que soit la position, d'être en contact avec les parois thoraciques.

Diagnostic de l'hydropéricarde.

Il est aussi un moyen de reconnaître par le changement de
position du sujet et par la percussion des quantités peu considérables de liquide dans le péricarde. Ce moyen, qui, dans
un cas, a fait regarder comme probable une légère accumulation de sérosité dans l'enveloppe fibro-séreuse du cœur,
consiste à percuter le sternum dans deux positions successives du malade, d'abord en le faisant placer sur le dos, et
en lui recommandant ensuite d'incliner fortement le tronc
sur le côté droit. On sait que d'après mes recherches cadavériques, et des faits postérieurement recueillis sur le vivant, la partie supérieure de la région sous-sternale, dans le
cas d'hydropéricardite très considérable, donne lieu à de la

matité, tandis que dans l'état sain la sonorité y est parfaite.
Eh bien, lorsque la collection de liquide se borne à la quantité de quelques onces, il est possible, en faisant coucher le
malade sur le côté droit, et avant de faire tomber le fluide
épanché à la partie supérieure et droite de la région sous-sternale, et avec de l'habitude, de le retrouver par la percussion.
Pour que ce signe ait de la valeur, il faut plusieurs fois faire
changer la position du malade et comparer minutieusement
les résultats plessimétriques que l'on obtient successivement.
Des recherches aussi délicates doivent être faites sur la plaque
d'ivoire, et non avec le doigt.

Anévrismes limités par la percussion.

Ces changemens alternatifs de position et ces recherches
de percussion pourraient-ils être utiles pour établir un diagnostic précis des anévrismes de l'aorte pectorale ou du tronc
innominé ? Probablement les battemens deviendraient plus
apparens, et la matité produite par l'anévrisme serait rendue
plus évidente en faisant coucher le malade sur le ventre, ou
du moins en inclinant son corps en avant.

Dans un cas d'anévrisme de l'aorte pectorale, il a suffi de
percuter le thorax d'un sujet couché sur le dos pour tracer à
l'extérieur du cadavre des lignes qui circonscrivaient exactement la tumeur anévrismale. La main et l'oreille avaient dis-
tinctement senti, pendant la vie, des battemens doubles.
(*V.* tom. v, n° 104 de *la Lancette.*)

Les battemens doubles peuvent être produits dans des tumeurs
anévrismales.

Un autre malade présentait absolument les mêmes symptômes par la percussion, mais on les retrouvait dans une plus
vaste étendue. La matité avait son siége à droite du sternum,
au-dessous de la clavicule droite. La percussion plessimétrique, très légère, faisait distinguer au centre et dans la largeur
de la paume de la main, de la résistance au doigt. A l'entour

se trouvaient de l'élasticité et de la sonoréité en rapport avec une lame de poumon interposée entre la tumeur et les parois. Plus en dehors encore, la résonnance du poumon se faisait entendre à toute profondeur. Sur les points où se retrouvait le poumon, la respiration était vésiculaire, et un battement *double* avec bruit de soufflet se rencontrait au centre de la tumeur. Etait-ce le cœur seul qui produisait ce battement ? Non sans doute, car le plessimètre et le stéthoscope faisaient reconnaître à sa place accoutumée le cœur hypertrophié, et donnant lieu à un bruit de soufflet différent et très marque. Cet organe était situé à une grande distance de l'endroit où les pulsations de la tumeur étaient perçues. On trouva par la percussion que l'oreillette droite dilatée s'étendait entre cette tumeur et le foie, qu'elle touchait à la première, et devait par conséquent lui communiquer un bruit sonore qui, réuni au sien propre, devait donner lieu à un battement double. Ainsi de ce qu'on entendra un battement double dans une tumeur pectorale, il n'en faudra pas toujours déduire qu'il s'agira du cœur et non pas d'une dilatation de l'artère ; et avant de porter son jugement, il sera indispensable de tenir compte des rapports de cette tumeur avec le centre circulatoire

Traitement des maladies du cœur en rapport avec leurs causes

Le traitement de nos malades atteints d'affections du cœur a correspondu à l'état organique soupçonné ou reconnu. Quand les symptômes paraissaient dépendre d'une bronchite ou de spumosités contenues dans les bronches, ou de la pneumonie hypostatique, c'était vers ces états organiques que le traitement était dirigé ; les saignées générales ou locales, les expectorans, les vésicatoires, etc., étaient employés dans cette intention. Quand on pensait qu'une conformation vicieuse du thorax, un développement considérable de l'abdomen, étaient pour quelque chose dans les accidens, il fallait bien faire souvent la médecine d'expectation. Quand une surexcitation de l'appareil circulatoire et de la douleur faisaient craindre une inflammation des vaisseaux, on songeait aux saignées générales ; on étudiait aussi les complications; toutes les fois que l'estomac et les intestins étaient irrités, on se gardait d'employer les vomitifs, les drastiques, parce qu'on savait que la stase veineuse qui existe dans le tube digestif des anévrismatiques, passe quelquefois avec rapidité à un état phlegmasique ou hémorrhagique grave, etc. etc. ; et l'on se donnait garde d'exténuer par la diarrhée qu'auraient provoquée des purgatifs énergiques, des hommes qui portaient des ascites incurables, puisqu'elles étaient liées à un état irremédiable du cœu

Utilité des saignées dans les maladies du cœur, suites de rétrécissemens vasculaires.

Quand on avait de très fortes raisons de soupçonner un rétrécissement de l'un des orifices du cœur, on ne cherchait pas à guérir l'hypertrophie ; on aurait cru faire plus de mal que de bien en ôtant aux ventricules la force nécessaire pour surmonter l'obstacle. On cherchait à faciliter le cours du sang et à ne pas exténuer. On faisait de larges saignées quand l'intensité des symptômes l'exigeait, et l'on n'a pas eu l'occasion de s'en repentir ; mais on ne faisait couler le sang qu'en observant les effets que la perte de ce liquide avait actuellement sur la circulation et sur les forces du malade placé d'ailleurs dans l'attitude assise. S'il survenait une syncope, à l'instant le malade était étendu horizontalement sur son lit, et avec ces précautions les accidens cessaient. On a porté les saignées quelquefois à deux livres sans le moindre inconvénient, et l'on n'a pas eu à craindre l'extrême faiblesse et la syncope, ou la coagulation du sang redoutée par Hogdson. Ce n'est le plus souvent que par de larges saignées qu'on soulage dans les maladies du cœur, suites de rétrécissement des orifices.

Régime analeptique combiné avec les évacuations sanguines.

Dans ces cas, et lorsque le tube digestif était sain, on donnaît en même temps des alimens nutritifs, et souvent à des doses assez élevées. Il n'y a jamais eu d'indigestion ; les accidens ont été le plus souvent long-temps à reparaître. C'est une chose remarquable que de voir, dans ces cas, la digestion se faire mieux après des saignées, tandis que chez des hommes ou des animaux bien portans, une évacuation de sang suspend quelquefois l'appétit d'une manière très brusque. Cela tient sans doute, dans les cas précités, à la difficulté de la circulation avant la perte de sang, et à la facilité de cette fonction après la phlébotomie.

Emploi de la digitale dans les cas d'hypertrophie avec dilatation.

La digitale n'a eu rien de constant dans ses effets. Elle n'a été donnée que dans des cas d'hypertrophie avec dilatation. On peut dire de son emploi, relativement à son influence sur le ralentissement dans l'action du cœur, tout ce qui se rapporte au danger de trop affaiblir par les saignées lorsqu'il y a des obstacles au cours du sang. Donner la digitale dans la dilatation des cavités droites, c'est souvent s'exposer à rendre plus lentes des contractions du cœur, dont la faiblesse ne peut être compensée que par la fréquence. Déjà M. Andral avait remarqué que la digitale ne pouvait convenir que dans l'hypertrophie, et que son action n'était rien moins que constante.

Observation remarquable d'angine de poitrine.

Une femme âgée entra à la clinique de la Pitié, présentant les symptômes et les signes physiques de l'hypertrophie avec dilatation des cavités gauches du cœur. Elle ressentait en outre, et depuis long-temps, dans l'épaule gauche, des douleurs intolérables qui s'étendaient comme un trait dans le bras jusqu'aux doigts, dans tout le côté gauche du thorax, et qui produisaient alors un sentiment de constriction dans le cœur, et une menace de suffocation. Ces douleurs ressemblaient parfaitement, pour le caractère, à celles que l'on éprouve lorsqu'on se heurte le nerf cubital au coude. Il y avait des paroxismes pendant la nuit, mais on ne remarquait pas d'intermittence franche. Des saignées générales calmèrent les accidens du côté du cœur, qui diminua à peine de volume. Des antispasmodiques, des narcotiques à l'extérieur et à l'intérieur, l'hydrochlorate de morphine par la méthode endermique, furent sans efficacité, et l'on se décida à appliquer trente sangsues au voisinage de l'épaule et de l'aisselle, d'où la douleur névralgique paraissait partir. Celle-ci fut soulagée, mais un érysipèle considérable survint à l'entour des piqûres de sangsues ; il s'étendit peu à peu, et d'un jour à l'autre, sur le bras, la poitrine, le cou, la face, le cuir chevelu ; il forma en quelques jours une grande surface rouge tuméfiée, très douloureuse, et séparée des points où la peau était encore saine, par un limbe plus rouge encore. Cataplasmes à nu, fomentations, vésicatoire sur le centre de la maladie d'après la méthode de M. le professeur Dupuytren ; méthode dont nous nous sommes ailleurs si bien trouvés : rien ne réussit. D'ailleurs les mucosités se déposèrent dans les bronches, le cœur se dilata de plus en plus, et la mort par asphyxie survint.

Nécropsie.

A la mort, les veines du cerveau étaient gorgés de sang noir, le cœur gauche hypertrophié et dilaté, le droit très distendu par du sang ; il n'y avait pas plus d'ossification dans les orifices du cœur que dans l'artère coronaire ; le poumon était crépitant, très volumineux, gorgé de sang veineux, les bronches remplies d'écume ; on trouva un peu de sérosité dans la plèvre et le péricarde ; les nerfs du plexus brachial, du bras, du cou et des parois thoraciques, disséqués avec le plus grand soin, n'offrirent aucune lésion anatomique en rapport avec la névralgie dont ils avaient été le siége. Les articulations et les muscles du bras gauche étaient intacts.

Pléthore sanguine; fièvre inflammatoire.

Plusieurs malades se sont présentés avec l'ensemble des

symptômes assignés par Pinel à la fièvre angéioténique ; face et capillaires rouges, pouls plein et fort, langue vermeille au-dessous des enduits, chaleur halitueuse ; le foie gros mais non douloureux, le cœur volumineux et les poumons peu sonores; la circulation veineuse se faisant avec une grande rapididé. Il n'y avait pas d'autre symptôme gastrique que du défaut d'appétit, et aucun organe ne paraissait plus enflammé que les autres ; seulement les amygdales étaient souvent gonflées et douloureuses ; mais la réaction générale coexistante était beaucoup plus forte que ne le comportait cette affection locale. Une forte saignée pratiquée le matin, était suivie le soir, bien que la maladie datât de plusieurs jours, de la disparition presque complète des symptômes. Le sang était riche en couleur, et quelquefois couenneux. Or, ces accidens ont paru être la conséquence de la pléthore des anciens, de l'hypérémie simple de M. Andral, et l'inflammation de l'amygdale semblait être un des résultats de ce trop de sang.

Amygdalite, dans quelques cas conséquence de la pléthore.

C'est une chose qui n'a pas sans doute échappé aux praticiens, que la pléthore a souvent pour premier symptôme l'irritation et la congestion des amygdales; ainsi la femme, à l'époque qui précède les règles, quelques personnes à la suite d'écarts de régime, certains sujets qui font beaucoup de sang, éprouvent d'abord de la rougeur et de la douleur à la gorge, qu'une hémorrhagie, un peu d'abstinence et une saignée dissipent promptement. Indépendamment de l'hypérémie générale, y a-t-il, dans les fièvres dites inflammatoires, congestion sanguine ou inflammation des vaisseaux eux-mêmes, comme Franck et M. le professeur Bouillaud sont disposés à le croire? C'est au moins ce qui doit avoir lieu, lorsque l'état de pléthore persiste pendant quelque temps; car presque toujours un tissu long-temps congestionné finit par s'enflammer.

Cas d'anémie.

D'un autre côté, plusieurs malades se sont présentés à la Pitié dans un état d'anémie ou de défaut de sang. Cette anémie avait plusieurs variétés dont il est éminemment utile de tenir compte dans la pratique. Les caractères communs de ces variétés étaient la petitesse du pouls, la vacuité des artères et souvent des veines, le peu de volume du foie, du cœur, la sonoréité du poumon, la faiblesse générale et les syncopes dans la station ou même dans l'attitude assise.

Chacune de ces variétés avait des caractères spéciaux:

Anémie sans altération dans la couleur du sang.

Chez les uns le sang avait conservé sa couleur, les veines et les capillaires étaient encore rouges, et s'il y avait des hémorrhagies, le liquide qui s'écoulait était vermeil. Tels étaient les sujets soumis à une longue abstinence, ou qui venaient d'éprouver des hémorrhagies.

Anémie avec décoloration du sang.

Chez d'autres, l'examen des veines du dos de la main, des capillaires, des lèvres, du liquide qui s'écoulait par les hémorrhagies, faisait trouver un sang pâle et transparent à contre-jour. Telle était cette femme qui succomba à la suite d'un cancer de l'utérus, et chez laquelle le sang avait en outre une couleur rose clair; telle était cette jeune fille chlorotique atteinte d'hydrothorax, dont il a été parlé plus haut; tel fut enfin le cas d'une autre jeune fille atteinte de chlorose, qui portait une dilatation du cœur gauche, et chez laquelle le tritoxide de fer à doses assez élevées rendit en quelques semaines au sang sa coloration, au cœur de l'énergie, et à la circulation de la régularité et de la force.

Anémie et coloration noire du sang.

D'autres enfin, en même temps qu'ils présentaient les symptômes généraux de l'anémie, avaient un sang très noir dans les veinules et dans les capillaires des lèvres. Ceux-ci ont offert aussi deux états différens ; chez les uns les capillaires des extrémités et des tissus où ils sont le plus abondans (les paupières, les lèvres, la verge, etc.) étaient quelquefois d'une teinte bleuâtre, rembrunie, et si l'on élevait le membre, c'était avec lenteur que cette coloration foncée se dissipait. Il y avait stagnation du sang dans les capillaires, et les artères n'en contenaient presque plus. La viscosité de ce fluide semblait être rendue évidente par la lenteur de sa progression ; tels furent les cholériques parvenus à la période anémique ; les autres enfin avaient la coloration livide de l'agonie, les yeux éteints, cette circulation filiforme et irrégulière des derniers temps de l'existence ; il y avait quelquefois des hémorrhagies sous-cutanées et sous-muqueuses qui rappelaient ces foyers apoplectiques que M. le professeur Cruveilhier produisait en injectant par les veines vers les capillaires des fluides irritans. L'aspect noir du sang qui conservait ici sa liquidité, correspondait à la lenteur et au trouble des fonctions. Chez ces derniers malades il y avait toujours une portion du poumon qui ne respirait plus. Quelques réflexions sur ce sujet ne seront peut-être pas ici déplacées.

Cette coloration du sang est souvent due à l'oblitération de quelques bronches.

Les râles variés que présentent souvent les vésicules et les tuyaux bronchiques dans les derniers jours de la vie, ainsi que les mucosités et l'écume qui, se trouvant dans les bronches des cadavres, empêchent les poumons de s'affaisser, prouvent que souvent une portion considérable des lobes pulmonaires est long-temps imperméable à l'air avant que la mort s'en suive. En effet, le reste du poumon hématose une partie du sang ; mais il n'en résulte pas moins qu'une portion de ce fluide traverse les capillaires pulmonaires où la respiration ne peut se faire, et arrive noire aux cavités gauches du cœur. De là mélange du sang noir au sang rouge, et une série de phénomènes vers le cerveau et vers les autres organes dont le degré correspond à l'étendue de l'altération du poumon et à la quantité de sang qui ne reçoit pas l'influence de l'air. Il doit arriver que dans des rhumes légers ces accidens ont lieu à un certain degré; de là peut-être l'explication du mouvement fébrile dans quelques cas, et de certaines modifications survenues dans le sang; mais dès qu'une grande portion du poumon devient imperméable à l'air, l'aspect des lèvres et des capillaires devient livide; l'action cérébrale languit ou se trouble, les évacuations spontanées surviennent, la face prend l'aspect cadavéreux, et la mort a lieu. Cette asphyxie partielle, jointe à l'anémie, entre pour beaucoup dans les phénomènes qui précèdent la mort.

Anémie compliquée de la résorption de liquides altérés.

Chez d'autres sujets enfin, au défaut de sang vient se joindre l'absorption des liquides putrides déposés à la surface ou dans les tissus, et c'est par exemple ce qu'il importe de noter dans les cas où il s'agit de vastes cavernes tuberculeuses, d'écoulemens cancéreux abondans, et d'ulcérations gangréneuses à l'extérieur : le fait suivant offre peut-être quelque intérêt.

Utilité des lotions à grande eau comme anti-septiques.

A la Pitié, dans un cas d'entérite typhoïde parvenue au plus haut degré, de vastes ulcérations gangréneuses se formèrent sur le sacrum et sur le trochanter droit. L'odeur était infecte. Un ichor putride coulait en abondance, et le pansement ordinaire ne remédiait pas à cette odeur.

Déjà je m'étais assuré que par le lavage avec l'eau à 45° de température, on enlève aux mains l'odeur cadavérique bien mieux qu'avec toute autre substance, et que cet effet est encore bien plus évident lorsqu'on y ajoute du savon. A la suite des plaies d'armes à feu en août 1830, le lavage à grande eau avait aussi ôté aux plaies toute odeur putride ; dans les écoulemens vaginaux et cancéreux, j'avais constaté que les injections abondantes détruisent en très grande partie la fétidité. L'application de ces faits eut lieu dans le cas dont il s'agit. Trois fois par jour le lavage à grande eau fut opéré ; et dans l'intervalle des pansemens, du diachylum fut appliqué sur les ulcérations. C'était ainsi que, lors des événemens de juillet, avaient été traités avec succès dix-huit blessés, déposés à l'hospice des Incurables de la rue de Sèvres. Deux d'entre eux portaient des fractures comminutives. Chez le malade de la Pitié, bientôt après le lavage, les plaies prirent un meilleur aspect, l'appétit devint très vif, et lorsque je quittai le service, la convalescence était parfaite. Les lotions à grande eau paraissent être en définitive, le meilleur des moyens anti-septiques.

Applications pratiques de l'influence de la pesanteur sur le cours du sang.

L'influence de la pesanteur sur le cours du sang et sur les inflammations, principalement chez les sujets affaiblis, a donné lieu, soit sous le rapport pathologique, soit sous celui de la thérapeutique, à des phénomènes remarquables. Dans les cas de rhumatisme articulaire des extrémités inférieures, la position élevée des genoux et des pieds jointe à la médication antiphlogistique, a eu les plus prompts et les plus heureux résultats ; ces parties étaient maintenues dans la position demi-fléchie sur des oreillers, le genou enflammé se trouvant à un pied au-dessus du niveau du bassin ; du jour au lendemain, chez deux malades, l'inflammation fut dissipée. Un homme fut atteint d'une orchite, suite d'une blennorrhagie, le testicule fut maintenu relevé jusque sur l'abdomen par un bandage de corps et une bande ; la douleur se calma et l'engorgement, le surlendemain, était presque nul. Dans deux cas, à l'Hôtel-Dieu, j'avais observé des faits analogues, mais dans l'un d'eux la maladie avait été la suite d'un coup porté sur l'un des testicules. Chez six femmes atteintes de métrorrhagie datant de plusieurs semaines , et qui ne paraissait pas liée à une lésion chronique de l'utérus , le siége fut placé sur plusieurs draps pliés en double , de manière à ce qu'il fût élevé au-dessus du niveau du tronc, et la perte, diminuée dès le lendemain, s'arrêta les jours suivans. La pneumonie hypostatique des vieillards et des hommes affaiblis a été en rapport avec la position élevée de la partie malade. Cet état qu'on a cru être un phénomène cadavérique, est bien un phénomène morbide, puisque sur plusieurs cadavres qui furent couchés sur le ventre immédiatement après la mort, on ne trouva pas en avant dans le poumon le prétendu engouement cadavérique qui se rencontrait en arrière précisément avec les caractères qu'on lui retrouve chez les sujets qui, après leur mort, sont étendus sur le dos.

Distribution inégale du sang dans les deux parties de l'appareil circulatoire.

La faiblesse du pouls a souvent été au plus haut degré chez des malades qui avaient beaucoup de sang. Il en était surtout ainsi lorsque la circulation pulmonaire s'exécutait mal. Alors presque tout le sang se trouvait dans le système vasculaire à sang noir, et il y en avait fort peu dans le système vasculaire à sang rouge. L'examen comparatif des artères et des veines, la percussion des organes, faisant apprécier leur volume et leur densité, éclairaient ces cas obscurs, où le diagnostic est de la plus haute importance, puisqu'il décide du traitement et de l'opportunité des saignées.

TROISIÈME PARTIE.

Maladies des appareils sensitifs et locomoteurs; érysipèles de la face.

Quelques maladies de la peau ont été observées à la clinique de la Pitié. Un cas d'érysipèle de la face, dont il a été fait mention ailleurs, fut remarquable par l'intermittence qu'il présentait. Dans un autre, il s'agissait d'un homme de 21 ans, fourreur, atteint d'un érysipèle simple de la même partie, avec fièvre et constipation datant de plusieurs jours. Une saignée et 25 sangsues au-dessous des mâchoires, n'empêchèrent pas la maladie de prendre du développement vers les orbites et de s'étendre vers le cuir chevelu. Des lavemens purgatifs avec les follicules de séné, tout en remédiant à la constipation, n'entravèrent pas la marche de la maladie; mais l'application d'un vésicatoire d'un pouce de diamètre au centre de l'érysipèle fut suivie le lendemain de la diminution de la phlegmasie du côté du nez. En revanche elle s'étendait vers la bosse frontale droite et au-dessous de l'oreille du même côté; deux nouveaux vésicatoires d'une forme allongée furent placés sur la limite de la phlegmasie, qui ne fit plus de progrès et se dissipa très promptement. Le malade, entré le 29 mai, sortit le 8 juin complètement guéri.

Érysipèles de la face et suppuration dans les orbites; symptômes cérébraux.

Ici la maladie semblait faire des progrès rapides, et les paupières se tuméfiaient rapidement. La phlegmasie fut arrêtée à temps, et il n'y eut pas de symptômes cérébraux. Quatre cas remarquables recueillis à la salpêtrière conduisent à penser que c'est par l'orbite que l'érysipèle étend son influence sur le cerveau. Dans l'un, à la suite d'un érysipèle de la face, du pus était contenu dans la graisse molle qui entoure le nerf optique et dans les paupières; dans l'autre on trouva une couche de pus de chaque côté, entre le périoste et le tissu adipeux de l'orbite. Chez cette malade il y avait eu, les jours précédens, une blessure légère de la tempe. Chez une troisième vieille femme, une exophthalmie eut lieu. On soupçonna un abcès en arrière et au-dessous de l'œil. Une incision fut faite ; il sortit du pus, l'œil rentra peu à peu dans l'orbite. Un abcès de la paupière inférieure se manifesta aussi de l'autre côté. Dans ces trois cas d'érysipèle de la face il y avait eu de l'assoupissement et d'autres phénomènes cérébraux ; et dans un quatrième cas, où le cuir chevelu fut seul érysipélateux, il n'y eut pas de symptômes donnés par le cerveau. Ces faits, qui feront d'ailleurs le sujet d'un mémoire spécial, conduisent à penser que dans l'érysipèle de la face on pourrait quelquefois prévenir les accidens cérébraux en combattant avec énergie la phlegmasie des paupières et des orbites.

Erysipèle s'étendant successivement sur une grande partie du corps.

De tous les érysipèles de cause externe qui se sont présentés à la clinique de la Pitié, le seul remarquable est celui de cette femme citée précédemment, et qui, atteinte d'une angine de poitrine, présenta à la suite d'une application de sangsues, une rougeur vive de la peau, qui s'étendit au loin, forma plus tard une large bande rouge dont les vésicatoires n'arrêtèrent pas la marche, qui envahit les membres et jusqu'au cuir chevelu, et fut une des causes de la mort de cette femme.

L'érysipèle est souvent fort grave.

On a dit, d'après des tableaux statistiques, que l'érysipèle est très rarement mortel. Il sera bon de modifier ces résultats par les cas précédens et par beaucoup d'autres que les praticiens pourront fournir.

Zona, ou hémizona.

Un zona, affection qu'il serait plus convenable d'appeler hémizona, a eu lieu chez une femme de 41 ans. Cette malade, qui portait une induration du sommet du poumon droit,

et chez laquelle le plessimètre la reconnut, et conduisit à rechercher et à trouver les symptômes du premier degré de la
phthisie, était atteinte d'une éruption dans tout le côté gauche, depuis la ligne médiane, qu'elle dépassait un peu, jusqu'au rachis; la largeur du zona était de trois pouces; il était
située à la hauteur de l'épigastre, datait de huit jours, et était
formé par de petites vésicules au-dessous desquelles la peau
était très rouge. Un sentiment de cuisson, d'engourdissement, de vibration intolérable, et qui rappelait les douleurs
qu'on éprouve lorsqu'on se heurte le coude, existait en
même temps.

Traitement comparatif du zona sur deux points de son étendue.

La moitié des vésicules fut cautérisée avec le nitrate d'argent; le lendemain il n'y avait plus de douleur sur les points
qui leur correspondaient, et leur guérison fut prompte. L'autre moitié, traitée par des cataplasmes, resta très malade et
très douloureuse, et c'est seulement par des narcotiques qu'on
put parvenir, après plusieurs jours, à faire dissiper les douleurs. Le zona, assez analogue en cela à l'épidémie de Paris
qui a régné il y a quelques années, et qui, du reste, était très
commun lorsque cette épidémie existait, ne consiste pas seulement dans une maladie des élémens vasculaires de la peau,
mais aussi dans une affection des nerfs qui s'y distribuent; du
moins la nature et la persistance des douleurs, après la disparition de la phlegmasie, sont bien propres à donner de la
valeur à cette opinion.

Exanthèmes variés.

Plusieurs cas de roséole, de rougeole, de scarlatine et d'é-
ruptions sans caractère bien décidé, se sont présentés à la
Pitié. Ils n'ont rien offert de particulier, et l'on n'a pas trouvé
au début, hors les cas de bronchite et d'engouement pulmonaire consécutif, cette matité du thorax dont on a parlé. Un seul
cas de rougeole s'est terminé d'une manière fâcheuse. Il s'a-
gissait d'une petite fille de trois ans, atteinte de l'ophthal-

mie épidémique qui a fait le sujet d'un autre mémoire, et d'ailleurs bien portante. Elle eut la rougeole suivie de bronchite; la toux se prolongea; les accidens de la phthisie survinrent; la mort s'en suivit un mois après; on trouva des tubercules nombreux dans les poumons. On se rappelle encore cet homme qui eut, à la suite de la scarlatine, un épanchement dans plusieurs membranes séreuses et dans le tissu cellulaire. (P. 56).

Varicelles, varioloïdes, varioles.

Plusieurs des petites orphelines qui, par suite de l'ophthalmie épidémique, étaient entrées dans les salles de la clinique, n'avaient pas été vaccinées. On répara cette négligence ou cet oubli; mais il se manifesta auparavant des boutons chez six ou huit d'entre elles. Les uns étaient assez semblables à ceux de la varicelle, d'autres à l'éruption varioloïde, et il y eut chez l'une d'elles une véritable variole. Quelques boutons se montrèrent sur la conjonctive palpébrale déjà atteinte de l'épidémie régnante. Ces boutons furent touchés avec le nitrate d'argent, et leur marche fut enrayée; l'ophthalmie n'en éprouva aucune influence : la vue fut conservée; il s'écoula plus de treize jours entre l'éruption et la dessiccation complète. La petite malade en fut quitte pour des cicatrices assez profondes.

Une femme enceinte entra à l'hôpital avec une variole confluente; elle mourut avant la visite.

Dartre esthiomène, ou lupus, traitée avec succès par le nitrate d'argent.

Il y eut un cas de dartre esthiomène ou de lupus où le traitement fut très heureux. Le jeune homme qui en était atteint, et qui avait une vingtaine d'années, portait à l'angle de la mâchoire, sur la région parotidienne et au cou, une vaste ulcération de la dimension de la main, très superficielle, qu'on avait pris pour une fistule salivaire, bien qu'il s'écoulât du pus et non de la salive à sa surface, et qui avait tous les caractères assignés par M. le professeur Alibert à cette affection. Il y avait cinq ans que la maladie traitée par des moyens intérieurs et extérieurs très variés était restée stationnaire : elle fut cautérisée une douzaine de fois et à deux ou trois jours de distance avec le nitrate d'argent. A chaque application des douleurs très vives et de l'inflammation survenaient. On les calmait par des cataplasmes, des lotions émollientes. On ne donna point de médicamens intérieurs. Un mois après la guérison fut complète et paraissait solide.

Gangrène sénile ; coëxistence d'une oblitération des veines.

Il ne s'est pas présenté de cas de gangrène sénile à la clinique de la Pitié ; mais peut-être ne sera-t-il pas déplacé de rapporter ici deux faits observés à la Salpêtrière. Dans l'un d'eux, où la maladie avait suivi sa marche accoutumée et où la mort était survenue lorsqu'une partie du pied était gangrénée, l'artère crurale du côté malade battait avec force et régularité, ainsi que les autres artères du membre inférieur accessibles à la palpation. On sentait la veine saphène, formant une corde volumineuse et dure. A la nécropsie, il y avait bien une hypertrophie avec dilatation du cœur gauche, des concrétions crétacées dans les artères des membres et dans la crurale, mais le cœur droit était très dilaté, les veines-caves très amples, et la veine fémorale contenait un caillot épais, solide, semblable aux couches stratifiées des anévrismes, adhérant à la surface interne du vaisseau, et bouchant complètement la cavité de celui-ci. Il s'étendait dans la saphène et ses divisions, y présentait moins de dureté, et semblait d'une formation beaucoup plus récente.

Guérison d'un cas de gangrène sénile à la suite de la compression et de la position du membre.

Dans un autre cas, où le second et le troisième orteils étaient gangrénés et tombèrent, où le premier présentait de nombreuses ulcérations, lorsque l'inflammation qui précède la mortification s'étendait déjà à une partie du pied, et que les douleurs étaient très vives, un pansement méthodique basé sur la connaissance du fait précédent, fut suivi de la guérison et de la cicatrice. Des bandelettes de diachylon couvrirent les orteils, et une compression modérée fut pratiquée avec soin sur la partie malade et sur toute l'étendue du membre. Le pied fut maintenu légèrement élevé par rapport au tronc, et soutenu sur des oreillers. Le lendemain, le mieux-être était remarquable, et deux mois après la cicatrice était parfaite. On ne donna pas d'opium ou d'autres médicamens à doses assez fortes pour que leur action puisse avoir eu ici quelque influence. Il sera utile d'après ces faits, de rechercher ultérieurement dans les cas de gangrène sénile qui se présenteront, quel est l'état des veines du membre et de la portion veineuse de l'appareil circulatoire. Les beaux faits de MM. Bouillaud, Ribes, Cruveilhier, etc., sur les maladies des veines, auront de nombreuses et d'utiles applications en médecine et en chirurgie.

Epidémie d'ophthalmie palpébrale.

L'épidémie d'ophthalmie observée à la Pitié a été le sujet d'un travail spécial qui suivra ce compte rendu : ce n'est pas ici le lieu d'en parler.

Cas de névralgies; succès par des moyens divers.

Il faut en dire autant de plusieurs cas de névralgies qui, réunis à d'autres précédemment recueillis, vont fournir le sujet d'un mémoire. Quelques mots seulement à l'occasion de ces faits, peuvent ici trouver leur place. Sept cas de douleurs intenses ont paru devoir être rapportés à la souffrance de filets ou de troncs nerveux. Dans l'un il s'agissait d'une hépatite et d'une sciatique à la suite d'une chute. La saignée parut guérir l'une et les sangsues l'autre. Dans un autre, une colite précéda immédiatement l'invasion de la sciatique; les saignées locales firent dissiper les accidens en vingt-quatre heures. Dans un troisième, des douleurs très vives vers les tempes coïncidaient avec la cavité des trois grosses molaires, et avaient été depuis long-temps précédées d'ophthalmie et d'otorrhée ; les saignées générales et locales, des cataplasmes, ne calmèrent pas la douleur, qui se dissipa à la suite de l'évulsion des dents malades. Un quatrième cas se rapporte à l'érysipèle intermittent précédemment cité, et qui paraissait être entretenu, ainsi que les douleurs qui l'accompagnaient, par la carie d'une dent. Dans un cinquième fait, également cité, il s'agissait d'une névralgie des nerfs du bras et du cœur. La malade succomba aux suites d'un érysipèle ; on ne trouva à la nécropsie aucune lésion des nerfs. Le sixième fait présentait la complication du rhumatisme chronique continu et de douleurs névralgiques intermittentes. Rien ne réussit à guérir le premier, mais le sulfate de quinine fit dissiper les accidens. Enfin dans le septième cas, des douleurs névralgiques du cuir chevelu, qui avaient résisté à des moyens très actifs, cédèrent à des cataplasmes sur la tête ; le choléra typhoïde le plus grave survint, cette malade guérit et les douleurs ne reparurent pas.

Caractère spécial des douleurs ayant leur siége dans les nerfs.

Le caractère des douleurs névralgiques propre à les distinguer de toute autre lésion, nous a paru consister dans l'analogie existant entre elles et le sentiment douloureux qu'on éprouve lorsqu'on vient à se heurter le coude.

Affections cérébrales.

Le nombre des malades atteints d'affections cérébrales et entrés à la clinique, a été peu considérable. De ces faits, le plus remarquable est le suivant.

Observation d'hémiplégie sans lésion cérébrale qui puisse l'expliquer.

Une femme de 73 ans, entrée le 1ᵉʳ juin, éprouva en parlant, le 28 mai, et à trois reprises, de l'embarras dans la langue ; sa bouche se porta à droite ; quelques heures après elle tomba, et depuis ce temps la jambe et le bras gauche perdirent la plus grande partie de leurs mouvemens, et les efforts de la malade ne parvenaient pas à déplacer ses membres ; du reste la sensibilité se conserva, la bouche était un peu déviée du côté opposé à la paralysie, et la parole légèrement embarrassée. Sous l'influence d'une saignée et de lavemens purgatifs continués pendant deux jours, les mouvemens se rétablirent au point que le bras put s'élever. Mais le 5 juin, quelques crampes se firent sentir dans le mollet gauche ; le 7 le cholera se déclara avec les symptômes les plus graves, et la mort eut lieu le 8. On ne trouva rien dans le cerveau qui expliquât la paralysie, et cependant la nécropsie fut faite avec beaucoup de soin. Un des assistans dit que peut-être il y avait plus d'injection dans le corps strié droit ; cette injection était si faible que le plus grand nombre des personnes présentes nièrent qu'elle existât. Seulement en coupant par tranches très minces le corps strié gauche, je trouvai deux petits kystes contenant un fluide clair, tapissés par une membrane accidentelle, et qui évidemment dataient de très longtemps, et n'avaient pu avoir de l'influence sur la paralysie récente qui existait à gauche. La moelle de l'épine était saine, car on ne peut pas considérer comme lésion morbide un ramollissement apparent au voisinage de la queue de cheval, et qui était évidemment produit par un coup de marteau porté sur ce point. L'intestin présentait le développement des granulations qu'on observe dans le cholera typhoïde ; les plaques de Peyer étaient aussi d'autant plus développées qu'elles étaient plus inférieurement placées. Cette observation doit être rapprochée de quelques autres, où, pendant l'épidémie de cholera, on n'a pas trouvé de lésion des centres nerveux en rapport avec les symptômes.

Ramollissement de la surface des ventricules rapidement survenu chez un phthisique.

Un malade phthisique, et qui portait aussi une ascite, périt à la clinique de la Pitié. La surveille de sa mort, et sans avoir été atteint d'aucun autre symptôme cérébral, il fut tout-à-coup frappé de perte de connaissance, de convulsions épileptiformes et de contractures. A la nécropsie, on trouva un ramollissement d'une apparence grisâtre, considérable, à la surface des corps striés et des couches optiques des deux côtés. Du reste, une indisposition m'avait empêché de me rendre à l'hôpital depuis deux jours, je n'assistai pas à cette nécropsie, qui a été faite par M. le docteur Briquet, et je n'ai pu me procurer sur ce fait des détails circonstanciés qui auraient pu présenter plus d'intérêt.

Nombreuses maladies chez un même sujet; perte de la parole tandis que les autres facultés intellectuelles étaient conservées.

Une jeune femme à laquelle j'avais à plusieurs reprises donné des soins, entra dans la salle Notre-Dame. Elle avait été d'abord atteinte d'une vaste ulcération vénérienne qui avait détruit une [partie des petites lèvres et du clitoris; on lui avait administré sans succès divers traitemens mercuriels. Les sangsues, les bains, les cataplasmes et surtout le repos, calmèrent les accidens, et diminuèrent de beaucoup la largeur de la plaie. Cependant celle-ci ne se cicatrisa complètement que sous l'influence d'un traitement par le deuto-chlorure combiné avec les applications mercurielles locales. Vers la fin de ce traitement huit ou dix pintes d'urine, puis davantage, furent rendues dans les vingt-quatre heures. Des périostoses se manifestèrent sur chaque cubitus, la malade fut encore traitée dans les hôpitaux par des préparations mercurielles, et je ne la revis que lors de l'épidémie du choléra. Alors et tout-à-coup elle perdit la faculté de parler; en même temps la bouche se dévia à gauche, et le membre supérieur droit devint très faible, mais très douloureux; ces accidens ne furent précédés ni de céphalalgie, ni de syncope; l'intelligence était à peu près ce qu'elle était avant, c'est-à-dire assez faible, mais la malade cherchait à parler, ne le pouvait pas, et rendait sa pensée par des gestes. Les saignées, les purgatifs, les vésicatoires, etc., ne remédièrent pas aux symptômes ; seulement le mouvement se rétablit en très grande partie ; la bouche cessa d'être déviée , quelques mots purent être prononcés , et cette femme entra à la Pitié dans le mois de juin. Elle conservait alors sa périostose. Son état resta stationnaire ; la faculté d'exprimer ses pensées par des mots ne lui fut pas rendue ; elle fut atteinte du cholera typhoïde, et comme elle paraissait être sur le point de succomber, son mari la fit sortir de l'hôpital. Elle a résisté cependant à l'épidémie , et depuis je l'ai perdue de vue. Ce fait rappelle les observations de M.* le professeur Bouillaud sur la perte partielle de la parole, et il donne lieu à plus d'une réflexion sur les affections syphilitiques et sur leur traitement.

Délire érotique; inconvéniens de la réunion des aliénés dans un même lieu.

Une jeune fille entra à la Pitié avec une fièvre vive et un délire érotique. Il y avait déjà trois jours que ces accidens duraient. Les saignées, les bains, l'émulsion d'amandes , ne calmèrent pas son délire, mais la fièvre cessa. La malade resta aliénée. La manie commence souvent avec une réaction fébrile, et l'absence ou la présence de la fièvre paraissant peu propre à distinguer, malgré l'opinion contraire de certaines personnes, l'aliénation mentale du délire, celui-ci semble être le premier degré de celle-là, comme le peu de raison de certaines gens en pleine santé, ou encore la stimulation du cerveau par certains excitans, semble être un commencement de délire. Quoi qu'il en soit, notre jeune malade fut transportée dans une maison consacrée au traitement de la folie ; là elle aura été peut-être en rapport avec d'autres aliénés. Saisissons ici l'occasion qui se présente de déplorer la manière dont les infortunés privés de la raison sont entassés dans des cours communes.

Comment espérer guérir un grand nombre d'entre eux quand ils sont réunis dans un même lieu ! Un homme sain d'esprit, privé de sa liberté, renfermé avec ces malheureux et entendant leurs divagations continuelles, pourrait bien lui-même devenir fou. Il est vrai que ce sont les incurables, ou ceux qui passent pour tels, qu'on réunit dans des cours communes ; mais ils doivent devenir incurables par cela seul qu'ils habitent ce triste séjour.

Conservation de la sensibilité dans beaucoup de paralysies.

Il est bien rare que la sensibilité, même dans des hémiplégies très graves, soit tout-à-fait anéantie ; des malades que les élèves croyaient en être entièrement privés témoignaient par les gestes de la face ou des membres sains, sous l'influence de certains stimulans, qu'ils étaient loin d'en être entièrement dépourvus. Il faut se défier, en conséquence, d'un grand nombre d'observations consignées dans les auteurs, dans lesquelles on annonce une perte complète de sensibilité. Bien souvent un apoplectique sent et ne le témoigne pas. Son intelligence subsiste et, paralytique qu'il est, il ne peut rendre sa pensée. Son état rappelle cette phrase élégante de M. le professeur Richerand, qui comparait un être privé de mouvement, et conservant le sentiment, à la fabuleuse hamadryade qui, identifiée avec l'arbre auquel son sort est attaché, sent les blessures qu'on lui fait, ne peut fuir le danger, ou chercher à s'en garantir.

Conservation du sentiment du moi *dans de graves lésions cérébrales.*

Rarement dans les affections cérébrales, quelque graves quelles soient, et quelqu'étendue que l'on suppose la lésion anatomique qui les cause, y a-t-il une perte absolue de connaissance, et surtout du sentiment du *moi*, et de la volonté. Dans quelques cas où plusieurs onces de sang étaient épanchées dans les ventricules latéraux par suite d'une hémorrhagie considérable dans les corps striés ou dans les couches optiques, avec rupture du *septum lucidum*, et ramollissement considérable à l'entour, les malades cherchaient encore à retirer les bras qu'on voulait leur toucher, et exécutaient des mouvemens faibles, il est vrai, mais bien évidemment en rapport avec leur volonté. C'est une chose bien digne d'attirer les méditations du psychologiste, que cette conservation du *moi sentant et voulant* dans des cas où l'organisation est altérée si profondément.

Perte de la mémoire chez des apoplectiques..

Dans d'autres cas ce n'était pas encore la pensée qui cessait, ce n'était pas non plus la possibilité d'articuler les mots, mais c'était la mémoire seule de ces mots; parmi ces faits il faut noter surtout celui d'une femme de la Salpêtrière, qui, à la suite d'une ancienne hémorrhagie ne disait que oui et non. Depuis long-temps on la croyait paralysée des organes de la voix. Il fut facile de prouver aux élèves qu'il sagissait de la perte de la mémoire, car en montrant à cette femme un objet quelconque qu'elle témoignait par des gestes très bien connaître, elle répondait d'abord, ou non, ou oui, comme à l'ordinaire, mais si l'observateur prononçait à haute voix le nom de cet objet, tout à coup elle le prononçait plusieurs fois, et paraissait charmée d'avoir été si habile.

Signes du ramollissement cérébral et de l'hémorrhagie.

Chez plusieurs malades de la Salpêtrière dont, à l'occasion des faits précédens, il a été parlé à la clinique de la Pitié, 11 s'en est de beaucoup fallu qu'on ait trouvé une relation exacte entre les symptômes assignés, soit au ramollissement, soit à l'hémorrhagie, et les lésions cadavériques observées à la nécropsie. Dans des cas d'hémorrhagie, le mal de tête a existé souvent avant les autres accidens. Le début de ceux-ci a quelquefois été assez lent, et pendant leur durée, comme aussi lors de l'invasion, on a quelquefois observé des contractures et des engourdissemens dans les membres, suivis de paralysie. Quand l'épanchement était peu considérable, les facultés intellectuelles étaient peu altérées. D'un autre côté, dans des cas où le cadavre découvrait un ramollissement, on n'a pas pu toujours noter le mal de tête, la douleur et les engourdissemens des membres, tandis que l'invasion brusque, l'hémiplégie avec résolution, l'absence de contractures, et l'altération dans les facultés intellectuelles aurait pu conduire à penser à tort qu'il s'agissait d'une hémorrhagie cérébrale. Il faut avouer cependant que ces cas sont exceptionnels, et que dans le plus grand nombre des faits ; les symptômes et la marche mentionnés par MM. Rochoux, Lallemand et Rostan correspondent à la lésion matérielle que le cadavre révèle. D'ailleurs, l'erreur quand on la commet, n'est pas bien grave, car ainsi que le pensent les observateurs de notre temps et notamment M. Cruveilhier, le ramollissement est souvent aux capillaires du cerveau, ce que l'hémorrhagie est aux gros vaisseaux de l'encéphale ; et le traitement rationel de l'un ressemble beaucoup aux moyens thérapeutiques dirigés contre l'autre.

Difficultés de reconnaître le siége précis de la maladie dans les vastes épanchemens cérébraux. Trois cas d'hémorrhagie cérébelleuse.

Souvent il a été possible, à la Salpétrière, en se fondant sur les beaux travaux de MM. Serres, Foville et Pinel Grand-Champ, d'indiquer, pendant la vie, le siége présumé d'un épanchement cérébral ; mais quelquefois aussi les indications du diagnostic ont été mises en défaut par la nécropsie. Dès que l'épanchement est considérable, il est fort difficile de préciser le point de départ des symptômes : c'est que le cerveau est renfermé dans une boîte inextensible, et que la compression causée par le sang accumulé dans un point de l'organe, se communique aux parties voisines qui donnent alors des symptômes. Dans plusieurs cas de vastes épanchemens ventriculaires qui provenaient d'une lésion des corps striés ou des couches optiques, il est arrivé que la perte de connaissance n'était pas complète, et que la sensibilité et les mouvemens n'étaient pas tout-à-fait perdus. Dans trois cas vus avec M. Bosc qui a recueilli ces observations avec soin, il y eut trois hémorrhagies cérébelleuses fort considérables d'un côté, qui donnèrent lieu, dans le côté opposé du corps, à des symptômes analogues à ceux que présentent les apoplexies graves des couches optiques ou des corps striés. L'hémorrha-

gie cérébrale n'a fait jamais périr à l'instant même les femmes
dont les corps ont été ouverts à l'infirmerie de la Salpêtrière,
c'est presque toujours l'asphyxie par l'écume bronchique
annoncée par le râle, et survenue consécutivement à l'apoplexie qui, plus ou moins vite, a entraîné la mort.

Quantités de sang contenues dans le cerveau.

Sur les sujets dont la nécropsie a été faite, les vaisseaux du
cerveau ou de ses membranes contenaient des quantités variables de sang, et la coloration de la pulpe n'avait rien de
constant. Des modifications nombreuses de rougeur, de pointillé, de sablé, de dilatation des vaisseaux étaient observées
sans qu'il y ait eu de symptômes cérébraux bien tranchés. Les
quantités de sang contenues dans l'encéphale étaient le plus
souvent en rapport avec la manière dont la mort était survenue, avec la rapidité de la marche de l'agonie, et avec les
quantités de sang du sujet.

Congestion du cerveau dans la mort par les asphyxies.

Quand la mort avait eu lieu rapidement, qu'il y avait eu
peu de sang perdu et que les viscères en contenaient, il y en
avait aussi beaucoup dans le cerveau. C'était surtout dans
l'asphyxie par l'écume bronchique survenue rapidement,
ainsi que dans les autres asphyxies, que se retrouvait cette
apparence de congestion cérébrale, reconnaissable à la dilatation des veines et des sinus, au pointillé rouge de la pulpe,
à la coloration un peu plus foncée de la substance corticale,
à l'écoulement du sang des vaisseaux divisés, et le fluide était
alors fortement coloré. Alors aussi la quantité de liquide céphalo-rachidien était petite.

Congestion apparente du cerveau, quoique le sujet ait peu de sang.

Quand la mort était survenue rapidement, bien qu'il y ait
eu du dévoiement comme dans le cholera, ou des hémorrhagies, ou encore lorsque le sujet, d'une manière quelconque,

avait perdu beaucoup de liquides. Le cerveau n'était pas vide de sang, et paraissait quelquefois congestionné. (1)

Or voici comment on se rend compte de ce fait. Le crâne présente une cavité à parois inflexibles et sans ouverture. Pour que lss veines se désemplissent à la mort, il faudrait que le vide s'opérât ou que l'air extérieur y pénétrât. Mais la pesanteur de l'atmosphère s'oppose au vide; et ici, comme dans la plèvre, l'air du dehors ne peut pénétrer sans une solution de continuité dans les parois. Force est donc que le liquide contenu dans les vaisseaux y reste, à moins que d'autre liquide ne vienne tenir sa place dans la cavité du crâne, comme cela paraît être arrivé dans les cas suivans :

Anémie du cerveau; liquide rachidien abondant ; mort arrivée lentement à la suite des pertes de liquide.

Quand la mort avait suivi une maladie lente, quend il y avait eu exténuation, perte de sang, que l'anémie datait de plusieurs jours, de plusieurs semaines, surtout lorsqu'après cette longue faiblesse, il y avait eu syncope mortelle, les sinus, les vaisseaux, étaient peu volumineux, la pulpe cérébrale pâle, la substance grise peu colorée; peu de sang, moins noir d'ailleurs que dans les cas précédens, ruisselait de la section de ces parties; mais en revanche le fluide céphalo-rachidien se trouvait en abondance dans le crâne. La masse de l'encéphale était diminuée, et la sérosité déposée dans les membranes avait permis au sang contenu dans les vaisseaux cérébraux de revenir én très grande partie vers le centre circulatoire pour entretenir la vie.

---

(1) Un malade peut en effet mourir de syncope ou de cessation d'action cérébrale par suite du defaut d abord du sang, bien qu'à la nécropsie on trouve encore une certaine quantité de fluide dans les veines et les sinus renfermés dans la cavité crânienne. Les animaux morts d'hémorrhagie ont encore du sang dans ces parties. C'est qu'il faut, pour entretenir la vie du cerveau, que le sang y arrive artériel, qu'il y circule, et qu'il y soit sans cesse renouvelé.

Doutés sur les apoplexiés séreuses.

Ces faits prouvent jusqu'à quel point il faut se défier des apparences de coloration du cerveau lors de la nécropsie; ne peut-on pas croire que l'augmentation de sérosité trouvée dans le crâne de certains sujets qui avaient présenté des symptômes cérébraux, s'était formée de cette manière, et que l'apoplexie dite séreuse, n'est souvent qu'un effet d'agonie, ou d'atrophie cérébrale? Celui qui ne verrait qu'un organe ou une fonction et oublirait les lésions possibles dés autres, serait exposé à des erreurs graves; il ne faut pas omettre quand on examine la couleur, et la vascularité de l'encéphale à la mort, de noter comment la respiration et la circulation se sont faites dans ces derniers temps de la vie. Il y a encore bien des choses à faire sur l'étude des maladies du cerveau. Les faits d'anatomie pathologiques précédens conduisent à l'interprétation de quelques autres observations cliniques.

Symptômes cérébraux dans l'asphyxie par l'écume bronchique.

Lors de l'épidémie de bronchite qui régna à la Salpêtrière quelque temps avant l'invasion du cholera, et qui avait, sous le rapport du caractère de la toux et des vomissemens qui lui succédaient plus d'une analogie avec la coqueluche, il arriva que dans une salle encombrée de malades, la mortalité fut grande, et les décès survenaient toujours à la suite de l'asphyxie par l'écume bronchique. Or, lorsqu'une partie du poumon était devenue imperméable à l'air et que la maladie marchait rapidement, il y avait du mal à la tête; les membres devenaient raides, contracturés, il résistaient à la main qui cherchait à les étendre, ils étaient le siège de quelques engourdissemens, puis les facultés intellectuelles baissaient, quelquefois du délire s'y joignait, la maladie du poumon faisait des progrès, et la mort arrivait. Depuis, des faits du même genre ont été notés à la Salpêtrière et à la Pitié. Plusieurs agonisans ont été pris de symptômes cérébraux fort analogues à ceux de l'apoplexie. Dans un cas où une malade avait eu la tête couchée sur un des côtés, et dans un autre ou rien de semblable n'avait eu lieu, il y eut une hémiplégie. Dans tous ces cas, on ne trouva ni ramollissement cérébral, ni hémorrhagie ; mais le poumon présentait une oblitération de la plus grande partie des bronches par l'écume bronchique, et le cerveau contenait beaucoup de sang.

C'est au défaut d'hématose qu'il faut souvent rapporter les phénomènes cérébraux des derniers temps de la vie.

Un des élèves de la Salpêtrière, hospice, où, il y a deux ans, j'ai émis ces idées à la clinique, a récemment rapporté certains phénomènes cérébraux à la difficulté avec laquelle s'opère la circulation veineuse dans les derniers temps de la vie. C'était là une partie des opinions que j'avais alors émises, et je suis persuadé que M. Allégre n'en avait pas eu connaissance ; mais ce qui est ici capital, c'est que les symptômes cérébraux dans les circonstances indiquées, paraissent dus au défaut d'oxigénation du sang, par suite des obstacles que l'écume ou le liquide bronchique apporte à l'abord de l'air dans les aréoles pulmonaires. C'est par ce défaut d'hématose qu'on se rend compte de la faiblesse de l'intelligence qui rend moins affreux les derniers momens de la vie, de cet engourdissement des sens qu'on observe lorsque le râle survient et que la mort approche, et des symptômes cérébraux qui ont fréquemment lieu dans les derniers périodes du croup, et que j'avais cru si long-temps être une extension de l'inflammation trachéale au cerveau. Ceci n'est, du reste, que l'application à l'asphyxie par l'écume bronchique des faits observés dans la plupart des autres asphyxies.

Rapport entre la marche de l'agonie et les accidens cérébraux.

Chez nos agonisans par suite de l'asphyxie par l'écume bronchique, les symptômes cérébraux ont été d'autant plus prononcés qu'elle a marché plus rapidement, et d'autant moins qu'elle a été plus lente dans son cours ; dans les cas où cette lenteur a été portée très loin, on n'a pas observé de contractures, ou de convulsions ; seulement les facultés intellectuelles ont été plongées dans une sorte de stupeur.

Symptômes cérébraux dans la syncape.

Le défaut de sang survenu rapidement dans le cerveau a aussi déterminé dans quelques cas des symptômes cérébraux de la nature de ceux qui ont été étudiés dans le mémoire sur les pertes de sang, l'apoplexie et la syncope. (1)

Cas de paraplégie.

Trois cas de paraplégie incomplète se sont présentés à la clinique de la Pitié. Dans l'un d'eux des sangsues sur la région rachidienne, des vésicatoires, etc., échouèrent. On allait tenter la strychnine suivant la méthode de M. le professeur Fouquier, quand cet homme sortit de l'hôpital. Les denx autres cas sont des exemples de guérison remarquables.

Paraplégie à la suite du choléra ; guérison.

Une jeune femme, à la suite du cholera typhoïde dont elle avait été heureusement traitée par M. le professeur Bouillaud, restait habituellement au lit à cause de sa faiblesse ; elle éprouvait souvent des symptômes gastro-intestinaux. La percussion médiate du ventre, qui était trop ballonné pour qu'on pût le palper, fit découvrir que la vessie était remplie d'une grande quantité d'urine. Cependant, jamais les renseignemens qu'on avait obtenus n'avaient conduit à soupçonner cet état. On fit évacuer beaucoup d'urine par la sonde, et les jours suivans les membres inférieurs qui conservaient le sentiment avaient perdu presque complétement le mouvement. L'examen de la colonne vertébrale n'y fit découvrir que de la douleur augmentée par la percussion. Comme les forces étaient

---

(1) *Du Prooédé opératoire,* et *Collection de Mémoires,* etc.

revenues, on ne craignit pas d'avoir recours à des applications de sangsues sur la région de l'épine et sur le point douloureux au nombre de trente à chaque fois et à plusieurs reprises. Des vésicatoires longs et minces furent appliqués de chaque côté de la colonne rachidienne, le cathétérisme fut pratiqué plusieurs fois le jour, et après un mois de ce traitement qui fut entravé d'ailleurs par une péritonite qui exigea des nombreuses évacuations sanguines locales, la vessie récupéra sa contractilité, les membres, leurs mouvemens, et cette femme sortit un mois après guérie du cholera, de la paraplégie et d'une péritonite.

Paraplégie, suite d'une asphyxie ; guérison.

Un homme de 36 ans, récureur des fosses d'aisances, fut pendant son travail subitement frappé d'asphyxie. Il perdit complètement connaissance; les saignées générales et locales, au rapport du médecin qui soigna le malade, calmèrent les premiers accidens, mais la guérison ne fut pas complète; insomnie, céphalalgie, douleurs névralgiques dans les extrémités inférieures. La maladie est sujette à des exacerbations que soulagent la saignée et les bains tièdes. Il y a eu quelquefois du calme, mais des moyens très variés qui ont été employés, ont plutôt nui qu'ils n'ont été utiles.

Le 11 septembre, à la visite, six mois après les premiers accidens, douleur très vive à la région lombaire, elle augmente par la percussion; elle s'étend quelquefois à la cuisse, principalement en dedans et plus à gauche qu'à droite, et ressemble à celle que l'on éprouve lorsqu'on se heurte le coude. La sensibilité et le mouvement ont de beaucoup diminué, surtout à gauche; la chaleur est conservée, il y a de temps en temps des difficultés à uriner; le malade est, à cause de sa faiblesse, forcé de garder le lit depuis long-temps, et peut à peine faire quelques pas : ce n'est pas la douleur qui l'empêche de marcher, mais l'extrême faiblesse de ses jambes. Quarante sangsues et cataplasmes sur le point douloureux, diète.

Le 12, diminution de la douleur de la région rachidienne. Un peu plus de mouvement. Vingt-cinq sangsues.

Le 13, la douleur a presque complètement disparu; le mouvement et la sensibilité sont presqu'entièrement revenus. Application de vingt sangsues, le quart.

Le 14, nouvelle amélioration. Vésicatoires d'une forme alongée et appliqués sur les côtés de la colonne vertébrale.

Le 15, la malade se promène dans la salle; cependant on applique encore vingt sangsues à l'entour des vésicatoires.

Le 16, disparition complète de tous les accidens. La demie.

Le 17, le malade se trouvant parfaitement guéri, veut absolument sortir de l'hôpital.. Il n'éprouvait plus que quelque difficulté à se baisser, et promettait de garder encore le repos pendant quelques jours.

Cette observation, recueillie avec beaucoup de soin par M. Grand, m'a paru assez importante pour pouvoir être donnée avec détail.

Paraplégie; suites d'entérites typhoïdes.

Dans quelques cas d'entérite typhoïde où la terminaison mortelle a eu lieu, la vessie, dans les derniers jours de la vie, s'est paralysée, et dans deux cas les membres inférieurs ont perdu le mouvement et une partie du sentiment. Deux fois la moelle de l'épine était ramollie dans l'étendue de deux pouces vers sa terminaison. Dans les autres cas on n'a pas trouvé de lésion du prolongement rachidien. Plusieurs sujets à la la Pitié ont offert aussi une distension anormale de la vessie par l'urine; distension qui paraissait devoir être rapportée à la paraplégie commençante; ces malades, à l'exception d'un seul, ont guéri et des accidens qu'ils éprouvaient et de cet état maladif de la vessie. Chez le seul qui succomba, la moelle de l'épine paraissait saine, de sorte que l'on ne pourrait affirmer que chez ces divers malades le prolongement rachidien ait été affecté.

Paralysie de la vessie dans la paraplégie.

Cette paralysie de la vessie, symptomatique ou non d'une lésion de la moelle, a donné lieu dans quelques cas à des phénomènes remarquables du côté de ce réservoir. D'abord celui-ci se laissait distendre, et le plessimète le trouvrait, au-dessus et derrière le pubis, formant une énorme poche remplie de liquide. L'urine coulait par regorgement, mais la plus grande partie de ce fluide séjournait. Plus tard, quand la vessie s'irritait, elle se resserrait, diminuait de volume, quelquefois se vidait presque complètement, et le plessimètre ne la trouvait plus, même derrière le pubis ; alors ses parois s'épaississaient. Dans un cas vu en ville, avec M. le docteur Colomb, l'urine charriait des graviers qui se déposaient sur la verge et les bourses en y formant des concrétions calcaires, et en y produisant une excessive irritation ; on remédia momentanément à ce grave inconvénient en recouvrant les parties salies prl'urine avec du dyachilum à demi-fondu.

État anatomique de la vessie à la suite de la paraplégie.

A la mort, la membrane muqueuse de la vessie était plus ou moins rouge, arborisée , pointillée, maculée suivant l'ancienneté et le degré de la maladie ; quelquefois on y a trouvé des ulcérations. Lorsque la vessie ne s'était pas encore resserrée par suite de l'irritation produite par le séjour de l'urine, les parois étaient minces. Dans le cas contraire elles étaient très épaisses. Chez le malade vu en ville avec M. le docteur Colomb, la vessie était tellement resserrée et revenue sur elle-même, qu'elle représentait une sorte de canal continu avec les uretères et l'urètre, canal dans lequel l'urine ne séjournait pas, et qu'elle ne faisait que traverser. Dans quelques cas on y a trouvé du pus, du sang, mais le plus souvent une urine très colorée, très odorante, très chargée de matière animale, et au-dessous des graviers plus ou moins nombreux, tandis que les reins n'offraient aucune altération, et que le bassinet et les uretères ne contenaient aucuns calculs. Ces faits, dans lesquels la maladie de la vessie est consécutive à la paraplégie, prouvent que les calculs peuvent se former primitivement dans la cavité vésicale, qu'ils ne viennent pas tous du rein, et qu'il est fort utile de ne pas laisser l'urine séjourner très long-temps dans la vessie, et s'y dépouiller de ses parties les plus liquides.

Le lumbago est souvent le résultat d'une distension ou d'une rupture musculaires.

Quelques cas de lumbago se sont présentés soit à la Salpêtrière, soit à la Pitié. Presque jamais les douleurs qui le constituent et qui sont quelquefois très vives, ne se sont déclarées qu'à la suite d'un effort musculaire. A part les cas où cette affection avait commencé pendant le sommeil, et où par conséquent on était privé de renseignemens sur les mouvemens exercés par le malade au moment de l'apparition de la douleur, l'invasion du lumbago avait eu lieu dans l'une des deux circonstances suivantes : ou bien la personne qui en était atteinte se baissait pour ramasser un corps, ou bien, après s'être baissée, elle se relevait avec promptitude. Dans ces deux cas, tantôt il n'y avait qu'un sentiment de distension survenu brusquement, tantôt le malade croyait entendre une sorte de craquement très analogue à celui qu'on éprouve lors de la rupture du plantaire grêle. La maladie une fois produite, continuait plus ou moins, persistait surtout quand le craquement avait eu lieu. Alors aussi elle résistait souvent aux moyens employés. Le repos et l'absence des mouvemens dans lesquels les muscles des lombes agissent, paraissaient les meilleurs moyens. Souvent les évacuations sanguines et les cataplasmes calmaient les douleurs, qui cependant ne se dissipaient pas et revenaient à l'occasion du moindre mouvement. Il est difficile de ne pas admettre d'après cela que beaucoup de cas de lumbago ne sont pas autre chose que les résultats de la distension du déchirement de fibres musculaires de la région lombaire ; accident plus ou moins analogue à la rupture du plantaire grêle. Voici un cas du même genre qui paraît avoir eu son siége dans quelque point du diaphragme, et où les évacuations sanguines ont paru avoir été utiles.

Douleur ayant très probablement san siége dans le diaphragme.

Delot, âgé de 56 ans, jardinier, éprouva subitement, le 23 juin 1832, en travaillant et en faisant un effort, un sentiment de craquement dans la région épigastrique; à l'instant une très vive douleur se manifesta sur le même point et au voisinage de l'appendice xiphoïde. Cette douleur continua, empêcha le malade de se livrer à ses travaux pendant trois semaines. Il ne cracha pas de sang, n'eut pas de fièvre ni d'autre accident quel qu'il fût. Le 14 juillet, jour de son entrée, la douleur était nulle quand Delot gardait le repos et ne faisait pas d'effort; mais quand il toussait, faisait une grande inspiration ou se mouchait, les accidens reparaissaient avec beaucoup d'énergie. Du reste la percussion, la palpation et l'auscultation ne découvraient rien d'insolite, et la santé générale continuait à être très bonne. Application de trente sangsues sur la partie douloureuse. La douleur diminue le 15, mais n'est pas encore disparue. Vingt sangsues sur le même lieu. Le 16 la douleur se dissipe presque complétement; le 18 le malade est aux trois quarts, et sort guéri le 23.

Arthrites aiguës (rhumatisme articulaire aigu.)

Plusieurs cas d'arthrite aigüe ont été traités avec succès et guéris avec promptitude, par les évacuations sanguines combinées avec une position des membres malades élevée au-dessus du niveau du tronc. Ces cas terminant l'exposé des faits vus à la clinique de la Pitié, pendant la durée de mon service, seront présentés avec détail.

Première observation d'arthrite aiguë recueillie par MM. Balme-Dugaray et Grand.

Navillon, homme robuste, âgé de 26 ans, maréchal-fer

rant, habitant un lieu sec et bien aéré, ordinairement très bien portant, et n'ayant jamais éprouvé de rhumatisme, éprouva, sans causes connues, une douleur dans le cou et les reins ; six jours après, les genoux devinrent très douloureux, les pieds, les poignets furent atteints de la même lésion ; le malade continua à travailler, une fièvre vive survint, et Navillon entra à la Pitié le 16 juin, salle Sainte-Anne, n° 5 , huit jours après la première invasion des accidens. Le 17, à la visite, tuméfaction des deux genoux, surtout du droit ; de la fluctuation et une saillie de chaque côté du tendon des muscles droit antérieur et triceps, font reconnaître la présence d'un liquide dans les deux articulations ; chaleur, tumeur, douleur vive dans les poignets. Les pieds, qui avaient été malades, ne le sont plus. Aucune complication.

Diagnostic : arthrite rhumatismale aiguë, hydarthrose fémoro-tibiale double.

Saignée proportionnée à son influence sur le pouls. La quantité de sang tirée est d'au moins une livre et demie, sans que le malade se trouve affaibli. Ce sang présente une couenne épaisse. Cataplasmes sur les genoux recouverts de taffetas gommé. Les membres inférieurs sont élevés (au moyen d'un oreiller sur lequel ils reposent) de six pouces au dessus du bassin : infusion de fleurs de sureau donnée souvent et en petite quantité à la fois. Le soir, trente sangsues sur le genou droit.

Les douleurs calmées immédiatement après la saignée deviennent très légères après les sangsues.

Le 18, il n'y a presque plus de douleurs, presque plus de tumeur, la fluctuation ne s'y retrouve plus. Le pouls hier si accéléré, est tombé à 70 pulsations. Il y a encore un peu de douleur dans le genou gauche.

(Quarante sangsues sur celui-ci ; continuation du plan incliné et des mêmes moyens.)

Le 19, aucuns symptômes de maladie. Le malade n'est pas faible, mais il est pâle. Il a dormi d'un profond sommeil.

Le 20, les genoux sont d'un volume naturel.

Le 21, le quart.

Le 22, la demie. Navillon demande sa sortie.

Le 23, les trois quarts.

Pour bien s'assurer de la guérison, on retient Navillon dans les salles jusqu'au 9 juillet, époque à laquelle il sort de l'hôpital sans avoir eu aucune réapparition des accidens.

Deuxième observation d'arthrite aiguë analogue à la précédente.

Un second cas presqu'absolument semblable au précédent, s'est présenté dans la salle Sainte-Anne, n° 1. Malheureusement, cette observation recueillie par deux élèves ne m'a pas été remise. Je ne puis me rappeler que les faits principaux. Il s'agit aussi d'un homme robuste qui fut précisément dans les mêmes circonstances que le premier : douleur, chaleur, rougeur, tumeur des articulations fémoro-tibiales, hydarthrose, même lésion de l'articulation radio-carpienne, fièvre vive, tous ces symptômes datant de plusieurs jours à la suite d'un refroidissement subit, et de l'habitation dans un lieu humide.

Le même traitement que dans le cas précédent; (saignée de près de deux livres; sangsues mises en grand nombre, et le soir même); la faiblesse ne fut pas plus grande, le succès fut aussi rapide, la convalescence aussi franche, et le malade resta plusieurs jours à l'hôpital sans éprouver aucun accident.

Troisième observation du même genre.

La femme Nequun, âgée de 46 ans, cordonnière, robuste, ordinairement d'une excellente santé, habitant une chambre étroite et un peu humide, éprouva vers le cinq juin, une souffrance assez vive dans les articulations scapulo-humérales des deux côtés; dans la droite surtout les douleurs étaient très intenses, et avaient lieu aussi dans l'articulation huméro-cubitale, et radio-carpienne droites.

Le 10 juin, jour de l'entrée à l'hôpital, les douleurs étaient parvenues au plus haut degré; l'épaule droite extrèmement sensible à la plus légère pression, est un peu tuméfiée et plus rouge que de coutume. Les mouvemens sont impossibles, et si l'on veut en faire exécuter la malade pousse des cris. Frissons chaque soir, fièvre très vive.

Une saignée proportionnée à son influence sur le pouls est portée jusqu'à plus de deux livres, diminution très prompte des douleurs. Le soir du même jour, les quantités de sang du sujet le permettant, quarante sangsues sur l'épaule la plus malade, cataplasmes; on place l'épaule aussi haut qu'il est possible de le faire, car les douleurs sont si vives qu'il est difficile de changer la position du membre. Pour la suite de cette observation, je crois devoir laisser parler lui-même l'élève qui l'a recueillie, et auquel je n'ai à reprocher qu'une chose: c'est de n'avoir pas signé l'observation qu'il a prise avec tant de soin.

« Le 11 juin, la malade a recouvré presqu'en entier la santé, et à la visite, son faciès, ses expressions, son bras qu'elle commence à mouvoir, ses articulations des membres supérieurs qu'elle dit être *dénouées*, tout prouve d'une manière incontestable que l'état de la malade est totalement changé et que de l'abattement de la veille, conséquence de l'excessive douleur qu'elle éprouvait, elle a passé, pour ainsi dire, à un état de santé parfaite. Cependant, comme il reste de la douleur dans l'articulation, trente nouvelles sangsues sont appliquées sur le point douloureux, un cataplasme recouvert de taffetas gommé est ensuite placé sur le membre. »

Précautions prises dans les cas ou l'on redoutait de tirer trop de sang.

« Il est bon de rappeler quelles furent les précautions que l'on eut le soin de prendre avant de prescrire ces trente nouvelles sangsues, pour s'assurer si l'on pouvait sans inconvénient tirer encore du sang à la malade, et pour remplir ce but, voici quels furent les moyens employés, moyens qui, d'après beaucoup d'expériences faites sous nos yeux, ne peuvent jamais induire en erreur. D'abord on examina les capillaires aux lèvres, à la langue et aux yeux, et ils contenaient encore une assez grande quantité de sang; ensuite on s'assura quel était l'état du pouls dans le bras placé horizontalement. Sa force et sa plénitude indiquaient que l'économie contenait encore du sang suffisamment et que l'on pourrait encore en extraire sans danger; mais pour s'en assurer d'une manière plus certaine, le bras fut élevé verticalement; dans cette position le sang arrivait encore en assez grande quantité dans l'extrémité de l'artère, preuve nouvelle et plus évidente que la malade avait encore assez de sang pour pouvoir en perdre de nouveau; car dans cette position, s'il fût resté très peu de sang, il est certain qu'il aurait été chassé en petite quantité par l'organe central de la circulation, et qu'il n'en serait arrivé que très peu dans l'extrémité de l'artère qui était élevée; ce n'est pas tout, pour ne plus laisser de doute ni de crainte dans l'esprit, la malade fut assise sur le bord de son lit, les jambes restant à peu près pendantes, et, dans cette position, elle ne se trouva nullement mal; autre preuve que l'on pouvait sans inconvénient appliquer les trente nouvelles sangsues.

» Le 12, la souffrance de l'articulation scapulo-humérale avait presque entièrement cessé, mais la malade accusait dans les articulations coxo-fémorales quelques douleurs, principalement dans la gauche; ces douleurs n'étaient pas comparables à celles qui avaient eu leur siége dans la première articulation atteinte; cependant, comme l'on pouvait encore sans danger ôter du sang, et que d'un autre côté il était urgent de poursuivre le mal par les moyens les plus convenables, on appliqua 20 nouvelles sangsues sur l'articulation coxo-fémorale gauche; du sirop de gomme étendu d'eau fut donné pour boisson, des lavemens avec l'eau pure furent prescrits, et cela dans le but d'augmenter la sérosité du sang, pour remédier autant que possible à la perte de liquides qui avait eu lieu par des extractions successives et rapprochées. »

« À la visite, nous trouvons la malade dans un très bon

état. Le 13, les douleurs des articulations coxo-fémorales n'existent plus. La malade peut mouvoir tous ses membres sans difficulté, et déclare que les sangsues lui ont enlevé la douleur, et qu'elle la sentait disparaître à mesure que les sangsues tiraient le sang; l'infusion de fleur de bourrache fut prescrite, et l'on conseilla, dans le cas où de nouvelles douleurs se feraient sentir dans l'épaule, d'appliquer vingt nouvelles sangsues; mais cette indication n'eut pas besoin d'être mise à exécution. Ces douleurs ne reparurent pas. »

» 14 et 15. La malade est très bien; le quart, deux pots d'eau de gomme, un pot de tisane pectorale. »

Le 16, la malade continue d'être très bien, elle est en état de sortir; mais d'un côté, pour éviter les imprudences qui peuvent suivre la guérison subite d'une affection aussi grave, et de l'autre à la demande de la malade, elle est restée jusqu'au 22, où elle est sortie ne présentant plus aucune altération, et ne conservant que le souvenir des douleurs qu'elle a endurées.

Observation recueillie à la Salpétrière, par M. Gorré.

La femme Chaumet, âgée de 42 ans, d'une constitution robuste, éprouva pour la première fois, et sans cause connue, au commencement de décembre 1832, des douleurs assez vives dans l'articulation tibio-fémorale droite ; elle se fit appliquer un large vésicatoire sur la partie malade. Les douleurs se calmèrent, mais reparurent avec violence dans les articulations tibio-tarsienne et huméro-cubitale droites. Entrée à l'infirmerie le 26 décembre, cette femme offrit les symptômes suivans :

Le genou, le coude-pied, sont douloureux, brûlans, rouges, tuméfiés; la moindre pression exaspère les douleurs; langue rouge à la pointe, recouverte à la base d'un enduit blanchâtre; pouls plein, fort et fréquent, veines très distendues, par du sang, capillaires rouges, poumons peu sonores en arrière, foie volumineux, cœur médiocrement gros.

Prescription : (Une saignée de seize onces; le soir même,

si les quantités de sang le permettent, trente sangsues sur l'articulation la plus douloureuse ; position élevée des membres malades par rapport au tronc.)

. Le 27 décembre disparution complète des accidens généraux et locaux. La malade, qui conserve beaucoup de sang dans les artères, les veines et les organes , et qui est seulement un peu moins rouge, dit être entièrement guérie. Six ou sept jours après, et lorsque, depuis le 27, elle n'avait eu aucun symptôme de maladie , et qu'on lui avait fait donner les trois quarts, garder le repos et fait appliquer des cataplasmes sur les jointures, elle s'expose au froid, monte sans douleurs plusieurs étages et revient à l'infirmerie.

Le 5, réapparation des accidens dans les articulations tibio-tarsienne gauche et radio-carpienne droite. (Nouvelle saignée de près d'une livre, position élevée du membre; vingt-cinq sangsues placées sur les articulations malades , la diète.)

Le lendemain 7, tous les symptômes sont dissipés.

Le 9 , nouvelle imprudence. La malade s'expose au froid. Les mêmes articulations sont atteintes par la maladie, mais à un plus faible degré , et presque sans symptômes généraux. (Vingt nouvelles sangsues , membres élevés , cataplasmes . diète.) Les jours suivans, guérison complète et convalescence trèsrapide. La malade est aux trois quarts deux jours après la cessation des douleurs, et retourne dans son dortoir le quinze janvier, n'éprouvant plus de rhumatisme, et ne se plaignant pas d'être faible.)

Cinquième observation d'arthrite aiguë.

Cassaet (François), âgé de 28 ans, tailleur, homme d'une forte constitution, et dont les muscles sont très développés , n'étant pas plus sujet au rhumatisme qu'à toute autre maladie, ayant eu , il y a cinq mois, une gonorrhée guérie depuis trois mois, et ne présentant aucun symptôme syphilitique, éprouva, en se promenant , une douleur vive dans l'articulation coxo-fémorale gauche, bientôt accompagnée de difficulté, dans la marche. Dans la nuit ces douleurs augmentèrent, s'étendirent à la hanche, et il pouvait, disait-il, à peine traîner sa jambe gauche. Il crut observer le lendemain une augmentation de volume au côté externe et supérieur de la cuisse, et la sensibilité à la pression était extrême sur ce point. Trente sangsues, des cataplasmes, furent appliqués sur le membre; les douleurs se calmèrent, mais ne cessèrent pas, et sept jours après l'invasion, Cassaet entra à la Pitié, le 2 juillet 1832, salle Saint-Joseph, n. 1.

Signes de l'hydarthrose ou de l'engorgement des parties molles de l'articulation coxo-fémorale.

Les douleurs étaient très vives; il y avait de la chaleur, on ne pouvait juger de la tumeur; mais on fit placer le malade sur un plan très égal, et mesurant avec soin la longueur des membres inférieurs par la comparaison de la distance où chaque talon se trouvait du bassin, on constata un allongement de deux pouces dans le membre malade. Fièvre; du reste état général satisfaisant.

(60 sangsues, cataplasme sur le membre; repos absolu; le bassin est élevé le plus possible au-dessus du niveau du tronc; diète.)

Le 3, amélioration très grande dans l'état du malade; plus de douleur, même à la pression; seulement les mouvemens sont encore douloureux.

Applications de trente nouvelles sangsues, cataplasmes, taffetas gommé, diète.

Le 4 plus de douleur, les membres inférieurs ont la même longueur. Le quart.

Le 5 le malade n'éprouve qu'un sentiment de faiblesse, et au moment de la visite il était dans les cours de l'hôpital, se promenant avec des béquilles.

Point de nouveaux accidens les jours suivans. Sortie le 16 juillet

Observation d'arthrite chronique.

Un homme dans la force de l'âge, d'une constitution robuste , fut atteint d'abord d'un gonflement douloureux du genou droit ; quatre mois après le gauche fut frappé de la même maladie. Dès le principe les accidens étaient plutôt chroniques qu'aigus; il entra dix mois après la première invasion, le 21 septembre 1832.

A la visite, les deux articulations fémoro-tibiales présentaient évidemment une accumulation de sérosité, surtout à droite ; une tumeur ovoïde existait de chaque côté du ligament rotulien et de la rotule ; on y sentait de la fluctuation, et en pressant sur cet os, on sentait qu'il cédait à la pression, se déprimait et faisait entendre un léger bruit au moment où il frappait le fémur. Les douleurs étaient devenues beaucoup plus vives depuis quelques jours, et il y avait eu aussi une réaction fébrile manifeste.

Le 22 (une saignée abondante, proportionnée à son influence sur le pouls, cataplasmes recouverts de taffetas gommé sur les genoux.)

Les jambes sont placées sur un plan élevé; le sang tiré de la veine a présenté une couenne fort épaisse : la saignée a apporté une amélioration sensible.

Le lendemain 23, peu de changement; on a recours à une application de sangsues à la partie interne de l'articulation de chacun des genoux; ceux-ci, après la chute des sangsues, furent enveloppés de compresses imbibées d'eau blanche.

Les jours suivans, les deux genoux sont diminués d'une manière incroyable, tellement qu'à gauche elle existe à peine ; cependant les mêmes moyens furent continués, et après trois autres applications de sangsues à des époques peu éloignées les unes des autres, et par la continuation de la situation des membres, le malade vit se suspendre entièrement la gêne et les douleurs qu'il éprouvait. Après trois semaines de séjour à l'hôpital, il ne conservait plus d'autre lésion qu'un volume un peu plus considérable des genoux que dans l'état normal, et on ne trouvait plus de liquide dans les articulations.

Résumé des cas précédens.

Ces cinq premiers malades sont les seuls atteints de rhumatismes aigus qui se soient présentés dans mon service, soit à la Salpêtrière, soit à la Pitié, depuis le mois d'avril 1832. J'avais vu auparavant quelques faits du même genre, mais ils n'ont pas été recueillis.

Dans ces cinq cas, la maladie a été enlevée en 24 heures par les évacuations sanguines jointes à la position élevée du membre et aux boissons à haute dose. Dans un cas, il y eut deux rechutes à l'occasion d'un exercice violent, du refroidissement et de quelques mouvemens des membres supérieurs. A chaque rechute le même traitement produisit le même résultat. Je ne crois pas qu'on ait vu le tartrite antimonié de potasse ou les narcotiques à l'extérieur, être suivis de succès aussi prompts et aussi marqués. D'un état très grave de souffrance, nos malades sont subitement passés à l'état de santé parfaite.

Observations de pus dans les articulations ou dans les parties voisines.

Les considérations suivantes, appuyées par des faits pratiques, ont guidé dans le traitement de nos rhumatisans.

Le rhumatisme articulaire aigu a été considéré chez nos malades comme une inflammation des jointures, et nous n'avons pu partager les opinions consignées dans l'excellente thèse de M. le professeur Chomel, et celles qn'on a depuis défendues par des tableaux statistiques. Nous rappelant que Tissot avait noté les abcès parmi les terminaisons du rhumatisme; ayant présente à la mémoire une observation rapportée par Fauchier, où un rhumatisme du coude et du genou se termina par suppuration, et trois cas remarquables cités par Mofait (*Diss. inaug.*, an 1810), où les synoviales des grandes articulations enflammées contenaient un fluide purulent; un fait observé par M. le professeur Dupuytren (1), auquel assista

______

(1) M. Dupuytren m'a dit avoir peut-être vu *dix fois* du pus dans les articulations d'individus morts accidentellement pendant la durée du rhumatisme.

M. Cruveilhier, et mentionné par M. Vallerand de Lafosse, où il y avait du pus, soit dans beaucoup d'articulations, soit entre les muscles, et cela chez un sujet qui avait un rhumatisme avec coexistence d'une phlébite ; cette observation, dont parle Pinel, où à la suite d'un rhumatisme, il y avait des abcès entre les muscles et dans une grande articulation, etc., etc. ; nous rappelant avoir présenté aux élèves à la clinique l'articulation scapulo-humérale pleine de pus, chez une femme qui avait été atteinte d'un rhumatisme de cette articulation ; nous étayant de l'opinion de M. le professeur Fouquier, qui, d'après des faits nombreux, considère le rhumatisme aigu comme inflammatoire, et le traite comme tel ; nous n'avons pu regarder l'inflammation des jointures comme une complication du rhumatisme, mais bien comme constituant le rhumatisme lui-même.

Analogies entre la pleurésie et l'inflammation des synoviales.

Il y a presque toujours dépôt de synovie dans l'articulation malade, comme il y a dépôt de sérosité dans la plèvre enflammée ; et de ce qu'on ne trouve pas de pus dans une plèvre, mais de la sérosité, personne ne s'avisera de dire que la pleurésie est une congestion et non une inflammation. La synovie accumulée est à l'arthrite ce que la collection séreuse est à la pleurésie. Si, dans de certaines conditions, ces fluides séjournent dans des cavités sans ouverture, et si la maladie se prolonge, on trouve du pus, mais il n'y en avait pas moins inflammation dans les premiers momens, lorsque la synovie ou la sérosité plus ou moins trouble et mélangée avec la substance plastique du sang, était seule déposée.

Le rhumatisme articulaire aigu est une inflammation.

Ainsi donc le rhumatisme aigu des jointures était pour nous une inflammation aiguë qui se bornait quelquefois à ses premiers stades, à la congestion, admise par quelques auteurs, mais qui, abandonnée à celle-même, pouvait devenir bien plus grave, occasionner ces arthrites chroniques, ces déformations des jointures, dont on voit tant d'exemples à la Salpêtrière. Il pouvait au moins durer de cinq à soixante jours, comme le veut Pinel, ou se terminer vers le quarantième jour, comme M. le professeur Chomel et M.-Bally l'ont vu le plus souvent.

Il y a dans le rhumatisme articulaire aigu coexistence d'une altération du sang.

Dans le rhumatisme articulaire aigu, le sang est presque toujours couenneux, la quantité considérable de ce liquide, retrouvée dans l'appareil circulatoire et dans les organes, la facilité du déplacement des inflammations articulaires, nous faisaient admettre un état général du sang en rapport avec les phlegmons. De là l'indication de la diète pendant les premiers jours, des boissons à hautes doses et des saignées. Baillou avait recommandé la phlébotomie. A Montpellier, au rapport de Sauvages, on pratiquait deux ou trois évacuations sanguines au début, et Barthez dit qu'Uffroy faisait tirer à ses malades, en deux jours, des quantités énormes de sang, excès dans lequel tomba Bosquillon, qui saignait sans cesse, ce qui porta sans doute Pinel (paralysé qu'il était par la médecine des vieillards) à s'écrier : quelle utilité retira Baillou des dix saignées dans un cas de rhumatisme qui resta au même degré, et ne fut complètement jugé que par une hémorrhagie du nez des plus abondantes! Et cependant, dans cette observation, peut-on répliquer à Pinel, c'est encore là une évacuation sanguine spontanée, copieuse, qui guérit le rhumatisme. Les craintes qu'a inspirées la saignée, ou le peu de confiance qu'on a eu en elle, vient ou de ce qu'on en a abusé, de ce qu'on l'a trop réitérée, ou de ce qu'on ne l'a pas portée assez loin à la fois, bien qu'on l'ait répétée. Ce n'est pas ainsi qu'elle guérit radicalement et promptement l'arthrite aiguë; mais c'est lorsqu'elle est faite largement, un petit nombre de fois, *et en prenant du reste toutes les précautions nécessaires pour ne pas aller trop loin.*

Les convalescences des rhumatisans de la Pitié ont été promptes.

Les grandes saignées avec ces précautions n'entraînaient pas de longues convalescences, parce qu'elles avaient toujours été proportionnées aux forces du sujet et aux quantités de liquide qu'il conservait.

Le retour de la maladie à la santé a eu lieu, dans les cinq cas précédens, le lendemain ou le surlendemain des accidens, et les malades étaient, quatre jours après, mis aux trois quarts d'alimens.

Saignées locales dans le rhumatisme; influence de la pesanteur.

La souffrance locale était aussi prise en grande considération, de là l'application de sangsues (dont le nombre était subordonné aux quantités de sang), de cataplasmes et de taffetas gommé. La connaissance de beaucoup de faits où la pesanteur avait eu, surtout en maladie, une grande influence sur le cours du sang, était le motif qui avait conduit à placer les membres enflammés dans une position élevée par rapport au tronc.

Ce traitement a été si prompt et si complètement curatif, qu'il n'a pas fallu avoir recours à d'autres moyens.

RELEVÉ DU SERVICE

DE LA CLINIQUE DE LA FACULTÉ A LA PITIÉ,

Depuis le 10 mai jusqu'au 1er novembre 1832.

Après avoir rendu compte des faits isolés principaux qui ont été observés à la clinique, il est bon, pour apprécier les résultats du traitement qu'on y a suivi, de faire le relevé général, soit des entrées et des sorties qui ont eu lieu dans ce service, soit des décès et des maladies qui les ont précédées. Les faits qui vont suivre ont été puisés dans un travail fort long, et qui me paraît très exact, d'un des élèves de la clinique. Je n'oserais cependant pas affirmer qu'il ne se soit pas glissé quelques erreurs, que les noms aient été bien écrits, que les dates aient été parfaites, qu'il n'y ait pas eu quelque transposition de numéros de lits; mais s'il y a eu quelques erreurs, elles ne peuvent être importantes.

Nombre des malades, et degré de gravité des symptômes qu'ils présentaient.

341 malades, et non 340, comme il a été dit ailleurs (p. 1), sont entrés à la clinique depuis le 10 mai jusqu'au 1 novembre. Parmi ces malades, un assez grand nombre présentait des symptômes fort graves, d'autres des accidens d'une importance secondaire, et il y en a eu quelques-uns qui n'avaient que de légères indispositions, mais il faut avouer que ceux-ci étaient peu nombreux. On faisait placer ces derniers dans la salle Sainte-Anne, où presque jamais il n'y a eu que deux ou trois lits occupés, et où il s'est aussi trouvé des malades très gravement atteints. Il faut encore remarquer, relative-

ment à la durée du séjour à la clinique, qu'il y a eu plusieurs femmes convalescentes fort malheureuses, et qu'on n'a pas eu le courage de renvoyer aussitôt qu'on l'aurait dû. Notons enfin que l'épidémie venait de sévir avec la plus grande force, qu'elle se calmait, et que si le traitement a eu en définitive des résultats qui paraissent heureux, il faut attribuer quelque chose à ce fait, remarqué par tous les observateurs qu'après les grandes épidémies, la mortalité diminue.

Nombre des décès par rapport à celui des malades.

Sur ces 341 malades, il y a eu 24 morts et non 23, comme je l'ai écrit au commencement de ce travail ; car il y a eu un cas de métropéritonite qui n'avait pas été porté sur le relevé qui m'a été remis. C'est un peu moins d'un décès sur 14 entrans. Sur les 316 restans, il y en a eu 36 où la durée du séjour dans les salles n'est pas indiquée. Ceux-ci représentent plusieurs malades entrés pendant les derniers jours de mon service, et qui sont restés confiés aux soins de mon honorable ami, M. le docteur Martin Solon ; peut-être aussi y a-t-il eu quelques omissions de faites. Du reste, ce nombre de 36, représentant assez bien celui des malades qui étaient à la clinique, lorsque je pris le service, on peut les déduire sans inconvénient des résultats qui vont suivre :

Durée moyenne du séjour des malades à la clinique.

Les 281 malades restans, pris collectivement, ont passé 3080 journées à la clinique de la faculté, ce qui fait 11 jours pour chacun d'eux. Sur ce nombre il faut déduire : 1° 51 journées pour une femme de 100 ans, qui y est restée sans être malade, et qu'il est bon aussi de retrancher du calcul ; 2° 80 journées pour huit petites filles qui, convalescentes de leur ophthalmie, ont séjourné chacune 10 jours de plus que la moyenne des autres malades. Il reste donc 280 malades, qui ont séjourné 2949 jours à l'hôpital, ce qui fait un peu plus de 10 jours de séjour pour chacun d'eux.

Durée variable du séjour pour divers malades.

Sur les 281 malades précédens , il y en a eu 65 qui sont restés moins de 9 jours à l'hôpital , 105 moins de 11 jours , 72 moins de 21, 27 moins de 31, 9 moins de 40, 5 moins de 50 , et 2, y compris la vieille de 100 ans , ont dépassé ce dernier chiffre. Le plus grand nombre des malades sont sortis complètement guéris des accidens qui avaient exigé leur entrée. Il y en a eu peut-être vingt qui n'étaient que soulagés , et portaient des lésions incurables, telles que des tubercules dans les poumons, une hypertrophie du cœur, une ascite consécutive à de graves lésions organiques ; etc. Ce sont précisément ceux-là qui, depuis long-temps, allaient d'hôpital en hôpital , et ne trouvaient point la guérison qu'ils espéraient. Ce sont ceux aussi qui sont restés le plus long-temps dans nos salles; telle est cette malheureuse hémoptysique dont il a été parlé ailleurs , une ascite consécutive à une maladie du cœur; de sorte que si on retranchait les cas au-dessus des ressources de l'art du nombre de ceux qui ont été cités, on aurait une durée de séjour bien moins grande encore que celle qui a été prise pour moyenne.

Le tableau suivant présente avec exactitude les cas dans lesquels la mort a lieu.

Tableau des décès qui ont eu lieu à la clinique de la Pitié, pendant les cinq mois et demi du service de M. Piorry, le nombre des entrans étant 341.

Salles.	Numéros.	Noms.	Age.	Sexe.	Date de l'entrée.	Durée du Séjour.	Maladies.
					mai.		
S. Joseph	5	Sangelas.	28	homme	22	3	Pneumonie datant de 7 j.
Id.	8	Desorgnés.	70	Id.	22	6	Tubercules pulmonaires.
Id.	7	Mauvinet.	57	Id.	28	2	Pneumonie au 3e degré, hydrothorax datant d'un mois et demi.
					juin		
N. Dame	6	Peffaff.	73	femme	6	6	Hémiplégie, cholera typh.
Id.	4	Becaqueray.	37	Id.	16	46	Cancer utérin.
S. Joseph	1	Richard.	20	homme	18	9	Entérite typhoïde datant de 12 jours.
N. Dame	11	Robert.	35	femme	25	36	Tubercules.
Id.	21	Mayeux.	77	Id.	27	14	Cancer de l'estomac.
					juil.		
S. Joseph	10	Geneuille.	28	homme	5	50	Pleurésie, péritonite aiguë datant de plusieurs jours.
Id.	5	Potrou.	19	Id.	18	5	Fièvre intermittente, cholera.
N. Dame	10	Blot.	24	femme	21	1	Variole confluente, fausse couche.
S. Joseph	3	Prina.	29	homme	21	45	Tubercules pulmonaires, ramollissement cérébral.
N. Dame	7	Boulan.	52	femme	26	14	Hypertrophie du cœur, angine de poitrine, érysipèle.
Id.	16	Malésieux.	5	pet. fille	31	26	Tubercules pulmonaires, suites de rougeole.
					août		
S. Joseph	4	Rabelais.	59	homme	6	3	Hypertrophie du cœur, rétrécissement de l'orifice aortique, ascite.
N. Dame	3	Jacques.	36	femme	12	25	Tubercules pulmonaires.
S. Joseph	12	Rigaut.	48	homme	14	37	Hypertrophie avec dilatation du cœur.
Id.	6	Gilet.	30	homme	17	30	Tubercules pulmonaires, pneumo-thorax.
Id.	4	Gignou.	39	Id.	31	28	Invagination intestinale.
					oct.		
N. Dame	19	Thibaut.	47	femme	2	3	Pneumonie, lobe supérieur du poumon gauche au 3e degré lors de l'entrée, et datant de plusieurs jours.
S. Joseph	7	Naveau.	72	homme	2	1	Pneumonie hypostatique.
N. Dame		Musset.	74	femme	16	1	Asphyxie par l'écume bronchique.
Id.		Chantazeau.	44	Id.	25	2	Tubercules pulmon., ascite.

23 décès, dont 5 ont frappé des septuagénaires.

L'élève qui a bien voulu faire le relevé des registres de l'hôpital, et qui a mis beaucoup de zèle dans cet ennuyeux travail, a fait, d'après mes notes, l'omission suivante, qui porte à 24 le nombre des décès.

| N. Dame | 6 | . . . . . . | 30 | femme | sept. 30 | tous | Métro-péritonite. |

Parmi les vingt-quatre décès compris dans ce tableau, il en est qui ont suivi des maladies curables, et d'autres des affections au-dessus des ressources de l'art.

Cas où la mort a eu lieu presqu'au moment de l'entrée à l'hôpital.

Dans quatre cas, la mort a eu lieu avant, pendant ou immédiatement après la visite, et avant qu'on ait pu employer des moyens quelconques; ce sont : deux cas de bronchite chronique chez des vieillards, suivis de pneumonie hypostatique et d'asphyxie par l'écume bronchique ; un cas de variole confluente et un de tubercules au dernier degré.

Cas où la mort a eu lieu par suite de maladies chroniques incurables.

Dans huit cas, il s'agissait d'anciennes lésions organiques qu'il était impossible de guérir, quelles qu'eussent été les médications mises en usage. C'étaient : 5 cas de tubercules pulmonaires, 1 cancer utérin inopérable; 1 carcinome de l'estomac. 1 hypertrophie du cœur, avec rétrécissement de l'orifice aortique.

Dans 2 cas, bien que la maladie ne fût pas absolument incurable, il faut avouer que dans des affections de ce genre, le nombre des exceptions à l'incurabilité est bien petit, ce sont 2 cas d'hypertrophie des cavités gauches du cœur compliqués, l'un d'angine de poitrine, et tous les deux de pneumonie hypostatique.

Cas où la mort a eu lieu par suite de lésions aiguës incurables.

5 cas se rapportaient à des lésions plus récentes, il est vrai, mais parvenues à un dégré où il n'y a plus de guérison possible par les moyens de l'art: 1 pneumonie datant d'au moins huit jours, occupant le lobe supérieur du poumon gauche, parvenue à l'état d'hépatisation grise, le pus ruisselant de la partie affectée lorsqu'on la divisait, affection qui entraîna la mort de la malade le lendemain de son entrée. 1 autre pneumonie lobulaire dans laquelle les symptômes avaient commencé sept jours avant, où les deux poumons étaient remplis de petits abcès innombrables, et de noyaux indurés d'apparence tuberculeuse, qui parurent être du pus

épaissi. 1 cas de métropéritonite datant de plusieurs semaines lors de l'entrée de la malade, et dans lequel l'intestin, le péritoine étaient remplis [d'un fluide puriforme, et où le foie et les tissus étaient, ou paraissaient être infiltrés de pus. 1 entérite typhoïde au douzième jour lors que le malade fut transporté à la clinique, où il resta neuf jours; quinze ulcérations très larges et anciennes se retrouvaient dans l'intestin, dont les parois étaient très épaissies et indurées; et 1 cas de pneumonie au troisième degré avec hydrothorax dont l'invasion avait eu lieu un mois et demi avant.

Cas où la mort a eu lieu par suite de maladies qu'on peut supposer avoir été curables.

Les 5 cas suivans sont les seuls où l'on puisse croire que la guérison eût été possible : 2 cas de cholera typhoïde, l'un compliqué d'hémiplégie, l'autre survenu à la suite de l'administration du sulfate de quinine; 1 invagination intestinale chez un épileptique, affection qui présenta, par les symptômes qu'elle occasionna, beaucoup d'analogie avec le choléra; 1 pleurésie compliquée de péritonite avec exsudation miliaire sur le péritoine : la pleurésie avait d'abord cédé ; mais la lésion péritonéale persévéra et entraîna la mort. Enfin, 1 cas de pneumonie tuberculeuse chez une petite fille de cinq ans, atteinte de rougeole, et chez laquelle il est permis de croire que la formation des tubercules était consécutive à la pneumonie, et que si on avait activement combattu celle-ci, la mort ne serait pas survenue.

Le traitement suivi à la clinique de la Pitié n'a pas été malheureux.

Les relevés précédens prouvent que le traitement suivi à la clinique de la Pitié, s'il n'a pas compté plus de succès que toute autre méthode, ce qui est très possible, n'a pas été plus malheureux, puisque les deux tiers des cas où la mort a eu lieu peuvent être regardés comme incurables, et que l'autre tiers se rapportait à des lésions fort graves, et où il est douteux qu'on ait pu guérir par des moyens quelconques.

Généralités sur le traitement suivi à la Pitié; moyens hygiéniques.

Or, voici en quoi consistait ce traitement :

On cherchait avant tout à éloigner les causes organiques des maladies, quand elles pouvaient être saisies, et on attachait à cette indication la plus grande importance. En général, on prescrivait le repos des organes malades; le régime était tantôt affaiblissant, tantôt fortifiant, suivant les circonstances ; et l'on n'employait pas toujours la méthode d'exténuation. On avait recours, autant que possible, à des moyens hygiéniques plutôt qu'à des médicamens actifs; dans cette vue, on tenait compte de l'influence de la position du malade ou des parties malades; de l'exercice, du repos ; du froid , de la chaleur, de l'humidité; on prescrivait quelquefois les boissons indifféremment; mais, suivant les cas, on en augmentait ou en diminuait les doses, ou on les supprimait complètement.

Cas où l'on employait des moyens actifs.

On ne se hâtait pas d'agir quand la maladie n'était ni grave ni douloureuse, et on se confiait à la nature médicatrice, ou pour se servir d'une autre expression à la tendance qu'a l'organisation à remédier aux lésions qui l'atteignent; mais dès que la maladie affectait gravement des organes importans à la vie, voies aëriennes, organes circulatoires, sang, estomac, intestins, etc., alors une médication active, puissante, et en rapport avec la gravité des cas et avec l'importance des organes, était employée.

Médication anti-phlogistique.

Les saignées générales si souvent utiles les sangsues, les émolliens portés sur les parties enflammées, étaient fréquemment mis en usage. Comment faire différemment quand la nécropsie révélait, dans les cas malheureux, tant de lésions circulatoires, et quand, pendant la vie, il y avait souvent des douleurs soulagées si promptement par les évacuations sanguines? Celles-ci étaient souvent fortes, mais mesurées par l'état du malade. On ne les portait loin qu'après des recherches expérimentales faites sur le sujet pour apprécier l'effet actuel des pertes de sang; on s'arrêtait et on les redoutait dans les cas d'anémie, surtout lorsqu'une cause quelconque empêchait la chymification ou l'hématose; dans le cas contraire on saignait largement, mais on ne réitérait pas trop fréquemment les saignées.

Une fois les symptômes disparus sous l'influence des évacuations sanguines, on n'était pas très sévère sur le régime, et on se hâtait de donner des alimens. *Jamais on n'a eu à s'en repentir.* Les convalescences ont été promptes, puisque la durée du séjour des malades a été de dix jours. Et cependant on a largement saigné beaucoup d'entr'eux. Mais bientôt on les a nourris, et ce sont quelquefois ceux-là qui ont guéri le plus vite.

Stimulans de la peau; exutoires.

On a été réservé dans l'emploi des stimulans de la peau et des exutoires. Il a semblé qu'il fallait, dans le traitement des maladies, tenir compte aussi de la douleur des hommes; quand il y avait du délire on redoutait leur emploi. On se rappelait plus d'un cas de ce genre où les malades se méprenant sur la cause de leur souffrance, l'attribuaient à des violences que des mains ennemies exerçaient sur eux; on ne plaçait point de vésicatoires ou de sinapismes aux agonisans, car c'était bien assez de mourir, sans avoir encore à supporter des douleurs de plus. On ne cautérisait pas la poitrine des phtisiques au troisième degré, car on ne voulait pas les exténuer encore, et rendre inutilement leurs derniers momens plus cruels.

Médicamens anti-périodiques.

Y avait-il de l'intermittence franche et décidée, le sulfate de quinine était donné tout d'abord, car ici l'empirisme est devenu pour ainsi dire rationel, et tout en ne sachant pas comment le quinquina agit dans l'intermittence, nous savons au moins quelles sont les circonstances où il convient. On le donnait à hautes doses, parce qu'alors il réussit mieux, et qu'à l'exception de quelques cas où, lors de l'épidémie de cholera, cette dernière affection s'est déclarée chez quelques individus qui avaient pris du sulfate de quinine, l'emploi de ce médicament a paru exempt d'inconvénient.

Médicamens narcotiques.

L'opium a été donné pour apaiser les douleurs avec des succès variés. L'acétate, l'hydrochlorate de morphine administrés dans le même but, par la méthode endermique, ont souvent réussi. Dans le rhumatisme inflammatoire, le traitement anti-phlogistique a si promptement guéri, qu'il n'y a pas eu nécessité d'y avoir recours, et dans le rhumatisme chronique ils ont été deux fois sans action. Le sirop de pointes d'asperges, préparé par M. Johnson, a calmé quelquefois des malades que rien jusqu'alors n'avait pu soulager; la belladone à l'intérieur et en frictions a paru rendre moins vives quelques douleurs nerveuses. Le datura stramonium a échoué dans un cas de névralgie.

Médicamens drastiques.

Quant aux drastiques, on les a tentés sans succès dans l'ascite et dans plusieurs autres cas. Les lavemens avec les follicules de séné ont été l'un des purgatifs les plus sûrs et les moins dangereux. On a eu cependant à se repentir d'y avoir eu recours chez une femme atteinte d'hémiplégie; le cholera suivit leur emploi; peut-être n'était-ce là qu'une coïncidence. Les drastiques, quand ils agissaient, faisaient perdre de la sérosité au sang, affaiblissaient au moins autant que les saignées, et on ne pouvait point calculer *à priori*, comme on peut le faire pour celle-ci, les pertes qu'ils faisaient subir.

Préparations antimoniales.

Les antimoniaux ont eu presque toujours une action marquée dans l'expectoration. C'est surtout lorsque les bronches livraient difficilement passage à l'air, par suite de liquides accumulés dans leur cavité, que l'indication de les administrer semblait établie. Souvent ils produisaient de nombreuses évacuations alvines, et c'est peut-être alors que leur action snr les bronches était la plus évidente. Le tartre stibié a quelquefois été donné à la dose de huit à douze grains dans les vingt-quatre heures; le kermès minéral a semblé aussi favoriser l'expectoration.

Médicamens puisés parmi les poisons énergiques.

On n'a pas trouvé l'occasion à la clinique d'employer de médicamens aussi dangereux que l'acide hydrocianique, ou l'arsenic, et si cette occasion se fût trouvée, peut-être n'aurait-on pas osé la saisir.

Sudorifiques, toniques, antispasmodiques.

Les plus actifs de tous les sudorifiques ont paru être les boissons chaudes à pétites doses, administrées aux malades couchés dans un lit échauffé, et tenus bien couverts.

Loin d'exclure les toniques, on y avait souvent recours, mais on pensait que de bons alimens et de bon vin sont de meilleurs toniques que le quinquina, les amers, et même, dans certains cas, que les ferrugineux. Cependant le tritoxide de fer a eu dans des cas d'anémie une efficacité incontestable.

Les antispasmodiques, tels que l'éther, le camphre, l'eau distillée de menthe, etc., ont été employés dans quelques cas, mais avec peu de succès.

Circonstances qui dirigeaient dans le choix des diverses méthodes de traitement.

Dans l'emploi des médicamens actifs, on a toujours eu égard à l'importance de la maladie, et on n'aurait jamais donné de tartre stibié pour guérir une affection légère, tandis que l'on avait recours à des doses élevées de ce médicament aussitôt que des râles avaient lieu et que l'expectoration se faisait mal. On choisissait toujours, de deux médicamens à propriétés analogues, celui qui paraissait être le moins dangereux, parce qu'avant tout il s'agit de ne pas nuire; après cela on peut songer à être utile, et prenant pour exemple les moyens propres à favoriser l'expectoration; on songeait d'abord à la position assise du malade, la tête inclinée en avant, puis à la titillation de la luette avec la barbe d'une plume; on recommandait la privation des boissons quand les fluides renfermés dans les bronches étaient très liquides, abondans et écumeux, et à de l'eau chaude à hautes doses répétées, quand les crachats étaient visqueux, adhérens et en petite quantité. On songeait au polygala, à l'ipécacuanha, à l'oximel scillitique, lorsque l'expectoration ne s'établissait pas sous l'influence de ces moyens, et s'il arrivait que le cas fût dangereux ou urgent, on avait recours sans hésitation au tartrite antimonié de potasse à hautes doses.

Avantage de la médecine rationnelle sur la médecine empyrique.

En définitive, le traitement suivi à la clinique a été simple. C'est sur un diagnostic exact qu'on a surtout cherché à l'établir, et presque jamais un médicament ou un moyen n'a été prescrit qu'on n'ait cherché, autant que la faible intelligence de l'homme le permet, à déterminer la circonstance d'organisation qui l'exigeait. C'était au moins une consolation pour le médecin, c'était faire de sa conduite une chose de raison, et quand il serait vrai, ce qui est douteux, que la médecine empirique soit aussi heureuse, la médication rationnelle serait préférable, puisque ce serait au moins la raison qui dirigerait dans ce cas, tandis que le hasard serait la seule règle de l'autre.

Les succès qui ont été obtenus à la clinique paraissaient avoir d'autant plus de prix qu'ils avaient été suivis de l'emploi de moyens plus simples et moins dangereux; et nous avons éprouvé plus de satisfaction en voyant se guérir un anasarque par un changement de position du tronc, que si nous avions obtenu ce résultat par des moyens plus actifs. Les revers enfin nous paraissaient moins pénibles quand ils étaient prévus, et que le diagnostic avait appris par avance la terminaison fâcheuse de la maladie.

Ici se termine un travail auquel j'avais d'abord voulu donner beaucoup moins d'extension, mais il a pris de l'accroissement à mesure qu'il se poursuivait. Bien des faits auraient dû être donnés avec plus de détails, et je sens toute l'imperfection de ce compte rendu ; mais au moins, ce que je puis affirmer, c'est que les résultats qu'il renferme ont été recueillis sans opinion préconçue, avec conscience, avec le désir d'être utile à la science et aux élèves, et surtout avec celui de répondre à l'honorable confiance que la faculté a bien voulu m'accorder en me chargeant par intérim du service que la mort de mon ancien maître venait de laisser vacant.

FIN.